ABNEHMEN MIT WISSENSCHAFT

ABNEHMEN MIT ERNÄHRUNG, TRAINING UND LIFESTYLE AUF WISSENSCHAFTLICHER BASIS

Timm Sendes

Abnehmen mit Wissenschaft
Abnehmen mit Ernährung, Training und Lifestyle auf wissenschaftlicher Basis

von Timm Sendes

EINLEITUNG

Es kommt mir vor als sei es erst gestern gewesen, als ich zum ersten Mal nach Informationen zum Thema Abnehmen gesucht habe. Inzwischen finden wir ja alle Infos, die wir brauchen, im guten alten Internet. Deshalb war klar, dass Google meine erste Adresse sein würde, bei meiner Suche nach effektiven Tipps zum Abnehmen.

Doch leider ist aus dem Internet nicht nur ein Ort geworden, der uns viele Antworten auf unsere Fragen bietet, sondern auch einer, der von einer zweifelhaften Marketingmaschinerie überrollt wurde.

Das Hauptziel vieler Internetseiten, Bücher und Ratgeber ist nicht die Wissensvermittlung, sondern Geld.

Und wenn es darum geht, Geld zu verdienen, nehmen viele es mit der Wahrheit nicht mehr ganz so genau. Statt also einen Beitrag mit wissenschaftlichem Hintergrund zu schreiben und Tipps, die auf Studien basieren, anzubieten, wird einfach versucht das eigene Produkt so vorteilhaft wie möglich anzupreisen.

Das Internet ist aber natürlich nur ein Spiegelbild unserer Realität, der offline Welt. Denn auch hier geht es nur selten darum, was nun wirklich funktioniert oder was laut Studien effektiver ist. Die Industrie will Profit machen und da ist die Wahrheit manchmal hinderlich.

Deshalb erzählt uns die Fitness- und Abnehmindustrie, was wir glauben sollen, um ihre Nahrungsergänzungsmittel, ihre Trainingsprogramme und ihre Fitnessstudiomitgliedschaften zu kaufen. Ob wir dann mit ihren Produkten tatsächlich abnehmen können oder nicht, ist da nur zweitrangig.

In diesem Buch findest Du nur Logik und wissenschaftliche Beweise.

Ab einem gewissen Punkt konnte ich mich durch die Fehlinformationen im Netz, in Büchern und in Ratgebern kämpfen und fand mehr und mehr logische Zusammenhänge und Studien, die mir die effektiven Tipps boten, die ich von Anfang an suchte. Einige von ihnen stützen Ideen, die momentan in der Fitnessindustrie weit verbreitet sind, doch viele von ihnen gehen in die komplett andere Richtung.

In diesem Buch habe ich die häufigsten Fragen beim Abnehmen beantwortet. Nicht mit allgemeinen Plattitüden, nicht mit persönlichen Meinungen und nicht mit Broscience, sondern mit Logik und wissenschaftlichen Belegen.

Die Tipps in diesem Buch repräsentieren den zurzeit aktuellen Stand, bezüglich der Frage, wie wir am effektivsten abnehmen können.

Viel Spaß beim Lesen und viel Erfolg beim Anwenden der Tipps!
Timm Sendes

INHALTSVERZEICHNIS

DIE GRUNDLAGEN

Schwere Knochen, langsamer Stoffwechsel und Genetik sind schuld

Diese Überschrift stellt so ein wenig das „Who is Who" der Ausreden bei Übergewicht dar. Doch ist es interessant zu prüfen, ob diese Ausreden vielleicht mehr sind als Mythen und eventuell tatsächlich einen Einfluss auf unser Gewicht haben.

„Ich habe halt schwere Knochen"

Interessanterweise ist diese Phrase eine, die so hauptsächlich in Deutschland bekannt ist. In der englischen Sprache gibt es sie in der Form zum Beispiel nicht, was schon einmal darauf schließen lässt, dass wir es hier nicht mit einer Aussage zu tun haben, die eine wissenschaftliche Grundlage hat.

Doch tatsächlich können unsere Knochen in Gewicht, absolut und relativ betrachtet, variieren.

Knochen bestehen zu ungefähr:

- 23% aus Mineralien
- 15% aus Fett
- 12% aus Knorpel
- 50% aus Wasser

Je nachdem, wie wir uns ernähren, kann die Mineralisierung und der Wassergehalt der Knochen ab- oder zunehmen und selbst der Fettgehalt schwankt. Prof. Jürgen Ordemann vom Zentrum für Adipositas und Metabolische Chirurgie an der Charité Universitätsmedizin Berlin sagt:

„Die Knochenmasse kann bei einem Menschen je nach Lebensstil und Ernährung um die 10 Prozent schwanken." [1]

Jetzt ist aber wichtig, wie viel die Knochenmasse an unserem Gesamtgewicht überhaupt ausmacht:

- Bei Männern macht die Knochenmasse ca. 15% des Körpergewichts aus
- Bei Frauen sind es immerhin 10%

Das heißt, dass bei einer 60 kg schweren Frau die Knochenmasse ungefähr 6 kg ausmacht. Und wenn diese Masse um ungefähr 10% schwanken kann, haben wir es bei „schweren Knochen" mit einer Gewichtszunahme von 0,6 kg zu tun.

Betrachten wir auch einen stark übergewichtigen Mann, der 150 kg auf die Waage bringt. Selbst in diesem Fall würde die Knochenmasse maximal eine Gewichtsschwankung von 2,25 kg ausmachen.

Schwere Knochen kommen also nicht von ungefähr, aber ihr Einfluss auf unser Gesamtgewicht ist so gering, dass er eigentlich keine Rolle spielt, wie auch Prof. Jürgen Ordemann bestätigt:

„Die Knochenmasse kann bei einem Menschen je nach Lebensstil und Ernährung um die 10 Prozent schwanken. Das ist in Bezug auf Übergewicht unerheblich." [1]

„ICH HABE EINEN LANGSAMEN STOFFWECHSEL"

Auch dieser Satz fällt oft im Zusammenhang mit Übergewicht und wieder haben wir es mit einer Aussage zu tun, die ein Quäntchen Wahrheit enthält. Jedoch gibt es dabei erneut ein großes ABER.

Denn wenn wir den Kalorienverbrauch unterschiedlicher Menschen in einem sogenannten Calorie Room (der Calorie Room kann sehr genau erfassen, wie viele Kalorien Menschen in Ruhe verbrennen) erfassen, erhalten wir leicht unterschiedliche Ergebnisse. Dr. Thomas Barber, der University of Warwick and UHCW NHS Trust hat genau das mit Versuchspersonen gemacht und kam zu folgendem Schluss:

„... metabolic rate is pretty constant in everyone, unless you have a medical disorder ..." [2]

Doch wie passt die Aussage von Dr. Barber mit den unterschiedlichen Ergebnissen aus dem Calorie Room zusammen?

Ganz einfach. Denn auch wenn unterschiedliche Versuchspersonen unterschiedlich viele Kalorien verbrennen, haben die Ergebnisse wenig mit der genetisch bedingten Fähigkeit des Stoffwechsels Kalorien zu verbrennen zu tun.

Entscheidend für einen unterschiedlichen Kalorienverbrauch von gesunden Menschen gleichen Gewichts, ist die Körperzusammensetzung.

Die Stoffwechselgeschwindigkeit ergibt sich primär aus der Menge an fettfreier Masse, welche die jeweilige Person aufweist. Menschen mit „langsamem Stoffwechsel" haben in der Regel nur mehr Fettmasse, als Menschen, die insgesamt genauso viel wiegen, aber dafür mehr Muskelmasse aufweisen.

„... some people will burn off more calories in total, as they have more lean mass - but they also need to eat more calories. It doesn't mean they will lose weight faster or are less likely to gain weight if they eat too much ..." [2]

Je mehr Muskelmasse wir aber aufweisen, desto mehr Kalorien müssen wir aufnehmen, um diese Muskelmasse erhalten zu können. Die Menge an Kalorien, die wir durch Muskeln mehr verbrennen können, wird also ausgeglichen, durch die Menge an Kalorien, die wir durch das Extra an Muskelmasse mehr konsumieren müssen.

Es gibt zwar Möglichkeiten unseren Stoffwechsel anzuregen, aber diese Möglichkeiten bestehen für jeden gesunden Menschen, so dass jeder seinen Stoffwechsel beschleunigen kann (einige dieser Möglichkeiten findest Du später in diesem Buch), wenn er es nur will.

In Ruhe gilt aber:

Bei gesunden Menschen ist der Unterschied zwischen einem sogenannten langsamen Stoffwechsel und einem schnellen Stoffwechsel so gering, dass er vernachlässigt werden kann.

„Ich habe einen langsamen Stoffwechsel" ist bei gesunden Menschen, also nur eine Ausrede.

„MEINE GENETIK IST SCHULD"

Auch dieser Satz fällt sehr oft, wenn es darum geht, Übergewicht zu rechtfertigen. Bezüglich der Verbindung zwischen Übergewicht und Genetik ist die Forschung schon sehr weit und konnte eine Reihe bahnbrechender Erkenntnisse liefern.

In einer Studienanalyse, genannt Genetics of Obesity [3], von 2011 wurden die letzten 15 Jahre der Forschung auf diesem Gebiet zusammengefasst. Und es konnte gezeigt werden, dass inzwischen mehr als 60 Gene (bzw. Gen-Loci) gefunden werden konnten, die dazu beitragen, dass Übergewicht auftreten kann.

Die Genetik spielt also eine sehr große Rolle bei der Entstehung von Übergewicht.

Allerdings müssen wir auch hier wieder eine Einschränkung vornehmen. Denn was in der Studienanalyse gezeigt werden konnte, ist, dass die angesprochenen Gene mit der Umwelt und äußeren Einflüssen interagieren. Erst dann kann Übergewicht entstehen.

„We provide evidence that obesity predisposing genes interact with the environment and influence the response to treatment relevant to disease prediction." [3]

Es ist also eine Kombination aus Genetik, Umwelteinflüssen und unserem Verhalten, welche Übergewicht hervorrufen kann.

Unsere Gene bestimmen nicht unsere Zukunft.

Dieser Satz lässt sich sehr leicht beweisen. Denn wenn wir uns ansehen, wie stark die Häufigkeit der Fälle von Übergewicht in den letzten Jahrzenten in den Industrieländern gestiegen ist, dann müsste es logischerweise auch zu einer sehr extremen genetischen Veränderung in dieser Zeit gekommen sein. Doch hat sich das menschliche Genom in den letzten Jahrzenten kaum verändert.

Wenn also das Genom des Menschen vor 100 Jahren dem heutigen sehr ähnlich ist, wie erklärt sich dann der sprunghafte Anstieg von Übergewicht in den letzten Jahrzenten?

In einem Artikel der Harvard School of Public Health [4] wird genau diese Frage gestellt und die Autoren kamen zu dem Schluss, dass nicht die Genetik der entscheidende Faktor ist, sondern:

- die ständige Verfügbarkeit von Nahrung
- ein drastischer Abfall von körperlichen Herausforderungen im Berufsleben und der Freizeit
- Zunahme der Zeit, die vor dem Fernseher und Computer verbracht wird
- der steigende Einfluss von stark verarbeiteten Lebensmitteln im Nahrungsangebot der Menschen

Unsere Gene spielen zwar eine Rolle und erklären, warum einige Menschen in ihrer Jugend essen können, was sie wollen, ohne dick zu werden, während andere dieses Glück nicht haben. Doch langfristig betrachtet, sind es unser Verhalten und die Einflüsse von außen, die darüber entscheiden, ob wir übergewichtig sind oder nicht.

HOLLYWOOD UND DIE MASSENMEDIEN

Die Massenmedien präsentieren uns ein bestimmtes Bild von einem perfekten Körper, egal ob Mann oder Frau. Dieses Bild könnte aber nicht weiter entfernt sein von der Realität. Schauspieler, Fitness-YouTuber und Fashion-Models haben in der Regel eine Physis, die langfristig nicht auf gesunde Art und Weise haltbar ist.

In zahlreichen Artikeln wird darüber berichtet, wie Hollywood-Stars und Models wirklich auf ihre Maße kommen:

- In der Mitteldeutschen Zeitung [5] heißt es, dass Schauspieler wie Jake Gyllenhall, Jared Leto und Matthew McConaughey auf Crash-Diäten setzten und sich bis auf die Knochen runterhungerten.
- In der Frankfurter Allgemeinen [6] wird geschrieben, dass Schätzungen zur Folge 3 von 4 Promis unter Mager- und Ess-Brechsucht leiden.
- Und im Modelbusiness gibt es unzählige Fälle von Anorexie [7], die teilweise sogar zum Tode geführt haben.

Wenn es also darum geht, abzunehmen, sollten wir vielleicht nicht nach Hollywood oder in eine Modezeitschrift schielen.

Es mag sein, dass die Massenmedien unser Schönheitsideal bestimmen, aber sie können niemals etwas an einem medizinisch gesunden Ideal ändern.

Das Ideal für einen gesunden Körper liegt bei einem BMI (Body-Mass-Index) von 18,5 bis 25 und einem Fettanteil von 10 – 20% für Männer und 20 – 30% für Frauen. Und wenn wir abnehmen, sollten wir genau hier landen, unabhängig davon, welchen Körper das neueste Covermodel der Vogue hat.

Und deshalb geht es in diesem Buch auch nicht darum einem Schönheitsideal hinterherzulaufen, welches populär, aber ungesund ist. Es geht darum die Normwerte zu erreichen, die, medizinisch betrachtet, einen gesunden Körper definieren.

Exkurs (BMI):
Der BMI bezeichnet den Body-Mass-Index und kann mittels Körpergröße und Gewicht ermittelt werden.

Berechnet wird er mit dieser simplen Formel:

$$\text{Gewicht [in kg]}/(\text{Körpergröße})^2 \text{ [in m]}$$

Ein Beispiel dazu:

Jemand wiegt 80 kg und ist 1,80 m groß. Daraus ergibt sich: 80 kg / (1,8 m)^2 = 24,69 kg/m^2

Für den BMI wurde eine sehr zuverlässige Einordnungstabelle entwickelt, welche die erhaltenen Werte in Relation setzt:

BMI	Kategorie
X < 18,5	Untergewicht
18,5 < X > 25	Normalgewicht
25 < X > 30	Übergewicht
X > 30	Adipositas

Mit 24,69 kg/m² liegt die Person aus unserem Beispiel also im Bereich des Normalgewichts. Zwar an der oberen Grenze, aber durchaus im idealen Bereich. Genau in diesen Bereich wollen wir auch Dich bekommen.

AN DEN PROBLEMZONEN ABNEHMEN GEHT NICHT

Wenn es ums Abnehmen geht, wollen wir natürlich nicht einfach nur an Gewicht, sondern eigentlich Fett verlieren und das am besten an den Prolemzonen.

- Bei Männern ist die Problemzone schlechthin der Bauch
- Bei Frauen sind es hingegen die Hüften

Auch wenn die Ursache für das Entstehen der Problemzonen noch nicht komplett geklärt werden konnte, gibt es doch Anzeichen dafür, dass sie auf unterschiedliche Rezeptoren der Fettzellen zurückgehen [8].

An den typischen Problemzonen finden wir bei Männern und Frauen vermehrt Alpha-2-Rezeptoren. Unsere Lipolyse (die Fettverbrennung) findet aber dort effektiver statt, wo wir vermehrt Beta-2-Rezeptoren finden können.

Warum aber jeweils Männer am Bauch und Frauen an den Hüften mehr Alpha-2-Rezeptoren aufweisen, ist schwer zu sagen. Pragmatisch betrachtet, ist für uns aber auch nur wichtig, ob wir irgendwie die Lipolyse an den Problemzonen beschleunigen oder isoliert auslösen können.

- Zum Sixpack in 6 Wochen
- Schlanke Beine in 90 Tagen
- Die Bikini-Figur bis zum Sommer

So lauten viele Marketingsprüche in Frauen- und Männermagazinen, die uns suggerieren, dass es tatsächlich möglich ist, gezielt an den Problemzonen abzunehmen. Und auch wenn es Studien gibt, die durch ein gezieltes Training der Beinmuskulatur auch eine gezielt ausgelöste Lipolyse belegen [9], bleiben die Marketingsprüche jedoch substanzlos.

Denn wenn wir uns Studien ansehen, die untersuchen, wie stark die isolierte Lipolyse durch ein isoliertes Training der Problemzonen ausgelöst wird, erkennen wir, dass der Effekt so gering ist, dass er weder auf der Waage, noch im Spiegel sichtbar wird. Dies bedeutet:

Crunches machen keinen flachen Bauch und Bauch-Oberschenkel-Po-Kurse (BOP-Kurse) machen keine schlanken Hüften [10, 11].

Und auch die Idee über die Ernährung gezieltes Abnehmen hervorzurufen, macht keinen Sinn. Denn egal welche Nahrungsmittel wir konsumieren, sie landen alle im Magen-Darm-Trakt und werden dort aufgespalten und absorbiert. Von dort aus gelangen sie in unser Blut und schließlich über den Blutkreislauf zu all unseren Zellen. Es gibt kein Superfood für einen knackigen Po und auch keinen Fatburner-Tee für den Waschbrettbauch.

Damit wir wirklich an unseren Problemzonen abnehmen können, müssen wir generell abnehmen. Und der effektivste Ansatz dafür ist auf komplexe Übungen beim Training und eine gesunde Ernährung zu setzen. Mit diesen Maßnahmen werden wir allgemein Fett abbauen und schließlich auch an unseren Problemzonen.

Ein Ernährungstagebuch führen

Die meisten Menschen sind äußerst penibel beim Abnehmen. Sie steigen täglich auf die Waage und erfassen das eigene Gewicht rigoros. Hier wird jedes Gramm weniger gefeiert und jede Nachkommastelle über dem Zielgewicht als Indiz für eine ineffektive Strategie beim Abnehmen gewertet.

Wenn es aber darum geht, die eigene Ernährung zu erfassen, ist es häufig vorbei mit dem Messen und Notieren.

Logisch betrachtet, geht es beim Abnehmen darum, weniger Energie zuzuführen, als unser Körper verbrennt.

Wenn wir aber nur unser Gewicht verfolgen, haben wir die Ursache für eine Gewichtsentwicklung, positiv wie negativ, jedoch nicht mit abgedeckt. Wir haben eben vernachlässigt, wie viel Energie wir aufnehmen.

Und genau hier kann ein Ernährungstagebuch hilfreich sein?

Brauchen wir überhaupt ein Ernährungstagebuch?

Erst einmal ist ein Ernährungstagebuch kein Muss. Wir brauchen es ganz sicher nicht, um abnehmen zu können. Es gibt sogar Menschen, die der Mehraufwand beim Führen eines Ernährungstagebuchs beim Abnehmen eher behindert. Im Zweifelsfall solltest Du also lieber komplett auf ein Ernährungstagebuch verzichten.

Wenn Du aber täglich auf der Waage stehst und dazu tendierst, jede Gewichtsveränderung als Zeichen zu deuten, ob Deine Strategie beim Abnehmen effektiv ist oder nicht, solltest Du ein Ernährungstagebuch einsetzen.

Denn, wie gesagt, die Waage alleine kann uns manchmal falsche Ergebnisse liefern:

Unser Gewicht kann zum Beispiel durch Dehydrierung um mehrere Kilogramm von einem Tag auf den nächsten schwanken.

Mit einem Ernährungstagebuch könnten wir aber leicht überprüfen, ob dieser Gewichtsverlust nun durch unsere Ernährung, unser Training und unser Verhalten zu Stande gekommen ist, oder eben doch eine andere Ursache, wie Dehydrierung haben könnte.

Ein Ernährungstagebuch richtig einsetzen

Die beste Herangehensweise ist bei einem Ernährungstagebuch eine individuelle. Du kannst zwar jede Kilokalorie erfassen und Deinen Bedarf exakt ausrechnen, um beide Werte miteinander zu vergleichen, den meisten Menschen macht aber genau diese Herangehensweise ans Ernährungstagebuch wenig Spaß, weil sie, vor allem zu Beginn, sehr viel Zeit und Mühe kostet.

Es macht deshalb Sinn ein Ernährungstagebuch als relatives Maß einzusetzen, welches Deine Ernährung nicht absolut erfasst.

Gemeint ist damit, dass Du einfach alles erfasst, was Du isst, aber nur ungefähre Mengenangaben einsetzt. Eine Hand voll Nüsse, einen Teller Spaghetti, eine kleine Schüssel Erdbeeren – mit diesen Mengenangaben bekommst Du zwar keine genauen Werte, aber zumindest ungefähre. Diese lassen sich leicht erfassen und ermöglichen dann einen relativen Blickwinkel.

Stell Dir einfach vor, dass Du für zwei Wochen Deine Ernährung auf diese Art erfasst hast und jeden Morgen auf der Waage gestanden hast. Im Wochenschnitt hast Du jedoch zwei Kilogramm in der zweiten Woche, gegenüber der ersten, zugenommen. Nun kannst Du einfach in Dein Ernährungstagebuch schauen und vergleichst die letzten beiden Wochen. In der Regel fällt Dir hier bereits auf, aus welchem Grund Du wahrscheinlich zugenommen hast und was Du für die kommenden Wochen an Deiner Ernährung ändern kannst.

Zugegeben, diese Herangehensweise ist nicht die genaueste und vielleicht auch ein wenig unwissenschaftlich, aber sie funktioniert für die meisten Menschen besser, weil der Aufwand viel geringer ist.

Warum die Waage uns manchmal belügt

Es gibt eine Reihe von Gründen, aus denen unsere Waage uns nicht die ganze Wahrheit verrät.

Nicht-lineares Abnehmen

Abnehmen funktioniert in der Regel nicht linear. Wenn wir in der ersten Woche einer Diät 2 kg an Gewicht verlieren, heißt das nicht, dass wir nach 10 Wochen 20 kg verloren haben werden. Für viele Menschen ist es aber Grund genug, die Ernährungsumstellung und das Trainingsprogramm über den Haufen zu werfen, wenn sie plötzlich in jeder Woche weniger Gewicht verlieren.

Der nicht-lineare Verlauf beim Abnehmen wird nicht als natürlich betrachtet, sondern als Zeichen für eine ineffektive Strategie gewertet.

Plötzlich muss eine neue Diät her, ein neues Trainingsprogramm umgesetzt werden oder das Projekt Abnehmen wird komplett aufgegeben, weil „doch eh alles keinen Sinn macht".

Eine Studie von 2005 [12] konnte jedoch zeigen, dass es ganz normal ist, dass wir immer weniger Gewicht verlieren können, je niedriger unser Gesamtgewicht beträgt. Das Resultat der Studie zeigte, dass wir ungefähr 6% Körperfett pro Woche verlieren können, ohne dabei Muskeln abzubauen.

Dies bedeutet, dass wir mit einem Ausgangsgewicht von ungefähr 90 kg und 23% Körperfett in der ersten Woche etwas mehr als ein Kilogramm (1,035 kg) verlieren können. In der zweiten Woche sind es aber nur noch 0,98 kg, weil ja unser Gesamtgewicht nach der ersten Woche abgenommen hat. Schließlich würden wir aufgrund dieses Zusammenhangs nach 6 Wochen nur noch 0,8 kg pro Woche verlieren können.

Dass wir mit abnehmendem Gesamtgewicht immer weniger Fett verlieren können, ist vollkommen normal und logisch.

So lange Du abnimmst, funktioniert Deine Strategie, unabhängig davon, ob die Waage in dieser Woche ein kleineres Minus anzeigt, als in der Woche davor.

De-Hydrierung

Wenn wir abnehmen wollen, möchten wir eigentlich nur Fett verlieren. Doch unser Körper besteht zum größten Teil aus Wasser, weshalb unser Wasserhaushalt kurzfristig betrachtet den größten Einfluss auf unser Gesamtgewicht hat.

Unser Gesamtgewicht kann daher ansteigen, obwohl wir gerade an Fett verlieren.

Betrachte daher Dein Gewicht immer mittel- bis langfristig. Kurzfristige Schwankungen in eine positive, wie eine negative Richtung, können auch nur Schwankungen des Wasserhaushalts sein.

Der beste Ansatz ist daher der, sich jeden Tag zu wiegen, aber immer nur den Wochendurchschnitt aufeinanderfolgender Wochen miteinander zu vergleichen.

MUSKELABBAU

Besonders leicht können wir abnehmen, indem wir Muskeln verlieren. Denn Muskelmasse hat nicht nur sein Eigengewicht, sondern speichert auch sehr viel Glykogen, welches wiederum sehr viel Wasser zieht.

Muskelabbau führt also auch zu Wasserverlust.

Diese Kombination schlägt sich dann sehr deutlich auf der Waage nieder und kann zu einer Gewichtsabnahme führen, ohne dass Du gerade Fett verlierst, was wir natürlich nicht wollen.

Auch hier ist die beste Strategie die, sich täglich zu wiegen und immer nur den Vergleich des Wochendurchschnitts als Maßstab für eine effektive oder ineffektive Strategie beim Abnehmen anzusehen.

SCHNELL ABNEHMEN IST SCHWACHSINN

Die im letzten Kapitel angesprochene Studie [12] ist sehr wichtig, weil sie uns auch einen ungefähren Ansatz liefert, wie schnell wir abnehmen können, zumindest auf eine gesunde Art.

Wenn wir gesund abnehmen, können wir anschließend unser neues Gewicht auch leichter stabil halten, weil wir unsere Ernährung, unser Training und unser Leben hier nicht erneut umstellen müssen.

Die Studie macht mit 6% Körperfett pro Woche eine ungefähre Angabe darüber, wie viel Abnehmen gesund möglich ist. Und diese relative Angabe bedeutet natürlich, dass wir mehr Gewicht verlieren können, je größer unser Ausgangsgewicht ist.

Wenn wir also zwischen schnellem und weniger schnellem Abnehmen unterscheiden möchten, müssen wir die Zahlen relativ und nicht absolut betrachten. Jemand, der 150 kg auf die Waage bringt und weit mehr als 35% Körperfett hat, wird logischerweise sehr viel mehr Gewicht im ersten Monat nach einer Ernährungsumstellung verlieren können, als jemand, der 80 kg wiegt und einen Körperfettanteil von 13% hat.

Doch was passiert, wenn wir mehr als 6% Körperfett pro Woche verlieren?

In der Regel nehmen wir dann zu schnell ab und verlieren nicht nur Körperfett, sondern auch Muskelmasse. In vielen Studien konnte belegt werden, dass ein zu großer Gewichtsverlust zum Abbau von Muskelmasse führt, was wiederum gesundheitsschädliche Auswirkungen hat [13, 14].

Ein weiteres Problem ist dabei auch unser Stoffwechsel. Denn wenn wir zu viel Muskelmasse abbauen, beeinträchtigt dies auch unsere metabolische Rate. In einer Studie von 2001 [15] wurde gezeigt, dass unsere Körperzusammensetzung einen sehr großen Einfluss auf die

Energiemenge hat, die wir im Alltag verbrennen. Und je mehr Muskelmasse wir haben, desto mehr Energie verbrennen wir – unsere metabolische Rate ist hier einfach höher.

Hinzu kommt, dass ein schneller und massiver Gewichtsverlust nur mit einem großen Kaloriendefizit möglich ist, was wiederum eine große Herausforderung für unsere Hungerkontrolle ist und nicht selten den berühmten Jo-Jo-Effekt auslöst.

Schnelles Abnehmen mag kurzfristig funktionieren, aber langfristig ist gesundes Abnehmen aus all diesen Gründen die bessere Wahl.

FAT SHAMING

Wenn Du Übergewicht hast, bist Du wahrscheinlich schon einmal mit Fat Shaming konfrontiert worden. Dabei werden übergewichtige Menschen in der realen Welt und sicher etwas intensiver auch online aufgrund ihres Gewichts gehänselt.

In einer umfassenden Analyse von 2014 [16] wurden fast 3.000 Menschen 5 Jahre lang beobachtet und es konnte gezeigt werden, dass Fat Shaming verheerende Folgen hat. Menschen, die aufgrund ihres Gewichts diskriminiert wurden, erfuhren während des Studienzeitraums:

- Depressionen
- Essstörungen
- Stress
- Mentale Störungen
- Zunahme an Gewicht
- Fettleibigkeit

Die Analyse gibt also den Menschen Recht, die anmahnen, dass vor allem die sozialen Medien stärker unter Beobachtung stehen sollten. Übergewichtige Menschen haben nach den Ergebnissen mit Fat Shaming zu kämpfen, leiden sehr stark darunter und antworten mit negativen Reaktionen darauf.

Doch leider wird es wahrscheinlich niemals möglich sein, eine Gesellschaft zu kreieren, in der keiner für sein Verhalten, sein Wesen oder sein Aussehen diskriminiert wird. Gegen Fat Shaming zu protestieren, ist daher ein Kampf gegen Windmühlen.

Sehr viel sinnvoller ist es, Fat Shaming positiv zu nutzen, weil übergewichtige Menschen früher oder später offenbar sowieso damit konfrontiert werden.

Vielleicht ist daher ein Perspektivwechsel die bessere Idee, gegenüber einem wirkarmen Protest. Denn Fat Shaming kann einem übergewichtigen Menschen genau dann nichts mehr anhaben, wenn er kein Übergewicht mehr hat.

Wenn wir also sowieso davon ausgehen müssen, dass Fat Shaming auftreten wird, ist es nur logisch es einzusetzen, um eine gesundheitspositive Veränderung vorzunehmen. Siehe Fat Shaming also als Anlass dazu, abzunehmen und es Deinen Kritikern zu zeigen, statt Dich von ihnen unterkriegen zu lassen.

Ich weiß, leichter gesagt als getan. Aber es ist ein realistischerer Ansatz als der, darauf zu hoffen, dass Fat Shaming einfach so aus dem Netz und der Welt verschwinden wird.

DIE ERNÄHRUNG

ABNEHMEN MIT LOW CARB

Es wird immer wieder darüber diskutiert, welche Ernährungsphilosophie nun die beste ist und mit welchem Kohlenhydratanteil wir effektiver abnehmen können.

Entgegen der typischen Gewohnheiten bei der Ernährung, geht es beim Low Carb Ansatz darum, nur wenige Kohlenhydrate aufzunehmen. Die Makronährstoffverteilung bei Low Carb sieht dann etwa so aus:

- 5-40% Kohlenhydrate
- bis zu 55% Fette
- 30% Proteine

Bei Low Carb wird also der gesunkene Kohlenhydratanteil über einen gestiegenen Fett- und Proteinanteil ausgeglichen. Und es gibt eine ganze Reihe von Studien, die nahelegen, dass Low Carb die effektivste Ernährungsphilosophie beim Abnehmen ist.

Eine Studie von 2003 [17] verglich den Effekt unterschiedlicher Ernährungsarten von 63 übergewichtigen Personen für 12 Monate. Und auch wenn im Schnitt mit jeder Ernährung abgenommen werden konnte, so zeigte Low Carb nach 12 Monaten 1,9% mehr Gewichtsverlust als Low Fat.

Eine Studie von 2000 [18] verglich Low Carb mit Low Fat für 12 Wochen und konnte deutliche Unterschiede beim Abnehmen feststellen. Die Teilnehmer der Low Fat Gruppe nahmen im Schnitt 4,1 kg ab, während die Teilnehmer der Low Carb Gruppe im Schnitt 9,9 kg abnahmen.

Eine Studie von 2007 [19] beobachtete über 300 Studienteilnehmer und die Auswirkungen unterschiedlicher Diäten und Ernährungsarten für ein ganzes Jahr. Auch hier zeigte Low Carb die besten Ergebnisse und lies unter anderem die Zone-Diet, eine vegetarische Diät und die LEARN-Diet hinter sich.

Eine aktuellere Studie von 2010 [20] verglich wieder Low Carb mit Low Fat für insgesamt 36 Wochen und erneut zeigte Low Carb bessere Ergebnisse beim Gewichtsverlust.

Die Studienlage gibt also den Befürwortern von Low Carb Recht. Mit einer kohlenhydratarmen Ernährung scheint es sich effektiver abnehmen zu lassen.

Doch müssen wir hier vorsichtig sein und hinterfragen, warum Low Carb in vielen Studien zu besseren Ergebnissen führt als Low Fat.

Lassen wir die metabolischen Zusammenhänge mal außen vor und betrachten einfach den wichtigsten Faktor beim Abnehmen: Den Menschen!

Sich einfach nur an konkrete Ernährungsempfehlungen zu halten, ist nämlich oftmals nicht so einfach. Wer sich nach Low Fat ernährt, hat in der Regel eine größere Auswahl an Lebensmitteln, Rezepten und Restaurants zur Verfügung, so dass es möglich ist, dass Low Carb automatisch zu einer größeren Kalorienrestriktion führt als Low Fat, einfach, weil viele bei Low Carb zunächst nicht genau wissen, was sie essen sollen.

Dieser Ansatz ist natürlich nur eine Theorie, die in den spezifischen Studien nicht abschließend bestätigt oder wiederlegt werden konnte. Doch er ist eine Möglichkeit, die wir im Hinterkopf behalten sollten, bevor wir Low Carb generell als bessere Ernährungsphilosophie zum Abnehmen einordnen.

Gewiss ist aber auf jeden Fall, dass wir mit Low Carb abnehmen können und das offenbar sogar sehr gut.

ABNEHMEN MIT LOW FAT

Im Vergleich zu Low Carb stellt eine Low Fat Ernährung eher den Normalfall in der westlichen Welt dar. Die meisten Menschen sind mit der Idee aufgewachsen, dass zu viel Fett in der Ernährung auch uns zu fett macht. Und an dieser simplen Idee ist sicher etwas dran.

Bei Low Fat ernähren wir uns deshalb ungefähr so:

- \> 50% Kohlenhydrate
- < 30% Fette
- < 20% Proteine

Mehr als die Hälfte der täglich zugeführten Energie wird bei Low Fat also über Kohlenhydrate aufgenommen. Und auch für diesen Ansatz lassen sich zahlreiche Studien finden, welche ihre Effektivität belegen.

Ohne Dich jetzt im Detail mit diesen Studien zu langweilen, ist für uns sicher viel interessanter direkte Vergleiche zwischen Low Carb und Low Fat zu untersuchen. Und diese konnte ich Dir bereits im vorherigen Kapitel präsentieren [17, 20].

Die vorgestellten Studien zeigten eine deutliche Tendenz zu Gunsten von Low Carb. Genauer betrachtet, zeigen sie aber noch etwas ganz anderes:

Denn in beide Studien kam es zunächst zu einem sehr starken Abfall des Gewichts der Probanden in den ersten Wochen des Studienzeitraumes. Dieser Abfall flachte aber darauf immer mehr ab, ehe er schließlich sogar leicht umgekehrt wurde. In der Studie von 2003 [17] kam es innerhalb der ersten drei Monate zur stärksten Gewichtsabnahme.

Schauen wir uns die Gewichtsabnahme mal im Detail an:

Abnahme an Gewicht	Low Fat	Low Carb
nach 3 Monaten	ca. 2,5	ca. 7
nach 6 Monaten	ca. 3	ca. 7
nach 12 Monaten	ca. 3	ca. 4,5

(Abnahme an Gewicht im Vergleich zum Ausgangsgewicht [in kg])

Die Teilnehmer der Low Carb Gruppe nahmen also in der zweiten Jahreshälfte des Versuchs sogar wieder leicht zu und tendierten immer mehr in Richtung der Ergebnisse der Low Fat Gruppe. Hätte man den Studienzeitraum auf 2 Jahre ausgelegt, vielleicht hätten beide Gruppen sogar dieselben Endresultate erzielt, wer weiß.

Eine Studie von 2008 [21] zeigt ähnliche Verläufe beim Abnehmen mit unterschiedlichen Ernährungsansätzen. Bei Low Carb kommt es zunächst zu einem extremen Abfall des Gewichts, ehe die Teilnehmer nach einer gewissen Zeit wieder an Gewicht zulegen. Bei Low Fat hingegen fällt der Abfall des Gewichts zunächst nicht so extrem aus, dafür nehmen die Teilnehmer aber langfristig nicht wieder so viel an Gewicht zu, wie es bei Low Carb der Fall ist.

Im Grunde tendieren die Ergebnisse bei Low Carb und Low Fat also in dieselbe Richtung. So dass wir bei der Streitfrage „Low Carb oder Low Fat" wohl nur auf eine logische Antwort kommen können:

Low Carb funktioniert, Low Fat aber auch. Entscheidend ist, welche Ernährung individuell zu Dir passt.

Es ist also eine gute Idee sowohl Low Carb als auch Low Fat auszuprobieren, um dann den für Dich besten Ansatz zu wählen.

ABNEHMEN MIT EINER VEGETARISCHEN ODER VEGANEN ERNÄHRUNG

Immer noch gibt es die Befürchtung bei einer vegetarischen oder veganen Ernährung bestimmte Nährstoffe nicht erhalten zu können. Ganze Bücher, Webseiten und Studien wurden diesem Thema gewidmet und konnten durch die Bank weg das Gegenteil belegen.

In pflanzlichen Lebensmitteln befinden sich alle essentiellen Aminosäuren, so dass unsere Proteinversorgung auch ohne Fleisch, Fisch, Milch und Eier ausreichend gedeckt werden kann. Auch alle Mineralstoffe und Spurenelemente sind aus pflanzlichen Quellen zu bekommen.

Die einzige Einschränkung bei einer veganen Ernährung scheint Vitamin B12 zu sein. Dieses Vitamin findet sich vor allem in Fleisch und Eiern und muss von Veganern als Supplement ergänzt werden, weil es keine pflanzlichen Lebensmittel gibt, die dieses Vitamin in ausreichenden Mengen liefert. Es stellt aber die einzige Ausnahme dar.

Vegetarische und vegane Ernährungsformen können also alle Nährstoffe bieten, die wir brauchen.

Doch wie sieht es beim Abnehmen aus?

Nun, auch hier gibt es wieder zahlreiche Studien, die, ebenso wie bei Low Carb und Low Fat, belegen, dass eine auf Pflanzen basierende Ernährung effektive und manchmal sogar bessere Ergebnisse zeigen kann.

Eine sehr aktuelle Publikation von 2015 [22] verglich die Ergebnisse aus 12 unabhängigen Studien. Über 1.000 Studienteilnehmer und Studienzeiträume von 7 Wochen bis hin zu 74 Wochen wurden abgedeckt.

Das Resultat war, dass:

- Eine vegetarische Ernährung im Schnitt zu mehr als 2 kg zusätzlichem Gewichtsverlust führt als Ernährungsformen mit tierischen Lebensmitteln
- 8 der 12 Studien auch vegane Ernährungsformen abdeckten und sogar 2,5 kg mehr Gewichtsverlust als andere Ernährungsphilosophien zeigten

Auf dem Papier ist eine Ernährung auf pflanzlicher Basis also effektiver beim Abnehmen. Doch auch hier gilt wieder derselbe Denkansatz wie bei Low Carb und Low Fat:

Eine Ernährungsphilosophie kann nur individuell betrachtet werden, da jeder Mensch andere Voraussetzungen und Vorlieben mitbringt.

Schließlich gibt es ja auch übergewichtige Veganer und Vegetarier. Im Schnitt zwar offenbar weniger, aber dennoch gibt es sie. Daher gilt auch hier die Empfehlung eine vegetarische oder vegane Ernährung auszuprobieren und anschließend zu entscheiden, ob diese Art der Ernährung für Dich individuell effektiv und langfristig umsetzbar ist.

KALORIEN SIND NICHT GLEICH KALORIEN

Das Prinzip des Kalorienzählens funktioniert. Wenn wir ein Kaloriendefizit erzeugen, nehmen wir weniger Energie auf, als wir benötigen. Das Resultat ist, dass wir an Gewicht, hauptsächlich Fett, verlieren. In der Theorie ist dieser simple Ansatz aber nicht zu 100% gültig, da Kalorien nicht immer gleich Kalorien sind.

Was ist damit genau gemeint?

Nun, unsere Physiologie ist äußerst komplex und kein einzelner Regelkreis lässt sich wirklich isolieren. So beeinflusst zum Beispiel die Nahrung, die wir aufnehmen nicht nur unseren Glukosestoffwechsel, sondern auch den Fett- und Proteinstoffwechsel. Diese Prozesse wiederum beeinflussen unzählige hormonelle Regelkreise und zum Beispiel auch unser Hungerempfinden.

DER GLYKÄMISCHE INDEX

Es konnte zum Beispiel gezeigt werden, dass nicht nur wichtig ist, wie viel Kohlenhydrate wir aufnehmen, sondern auch welchen Glykämischen Index diese Kohlenhydrate haben.

Der Glykämische Index (GI) ist ein Maß dafür, wie eine Kohlenhydratquelle unseren Blutzuckerspiegel beeinflussen kann.

Ein hoher GI lässt den Blutzuckerspiegel sehr stark ansteigen und zeigt in der Folge eine deutlich höhere Kalorienaufnahme, wie in dieser Studie belegt wurde [23]. In der Studie wurde konkret die Energieaufnahme von Probanden untersucht, die Mahlzeiten mit gleichen Mengen an Kohlenhydraten, aber unterschiedlichem GI erhielten:

- Bei niedrigem GI fiel die folgende Energieaufnahme am niedrigsten aus
- Bei mittlerem GI nahmen die Studienteilnehmer 53% mehr Energie in der Folge auf
- Bei hohem GI kam es sogar zu einer zusätzlichen Energieaufnahme von 81%

Dieser Effekt zeigt, dass Kalorien zwar auf dem Papier denselben Brennwert haben, aber dennoch durch hormonelle Regelkreise und andere Effekte unterschiedliche Resultate bei der Nahrungsaufnahme erzeugen können.

PROTEINE SÄTTIGEN STÄRKER

Es ist auch wichtig, welchen Makronährstoff wir betrachten. Wir können zum Beispiel die gleiche Energiemenge über Proteine, Kohlenhydrate und Fette erhalten, aber je nach Makronährstoff fällt der Effekt auf unsere Sättigung unterschiedlich aus.

In einer Studie von 2005 [24] wurden zwei Gruppen untersucht. Die erste erhielt eine Standardernährung. Die zweite erhielt annähernd dieselbe Art der Ernährung, jedoch wurde der Proteinanteil um 30% erhöht und der Fett- und Kohlenhydratanteil dementsprechend gesenkt.

Das Resultat war, dass die zweite Gruppe über den Studienzeitraum von 12 Wochen im Schnitt 441 kcal weniger täglich aufnahm und so zusätzlich 5 kg im Vergleich zur ersten Gruppe abnehmen konnte.

Ein höherer Proteinanteil in der Nahrung führt also anscheinend zu einer stärkeren Sättigung.

DIE THERMOGENESE

Auch die Thermogenese spielt eine Rolle. Sie beschreibt, wie viel Energie durch die Verstoffwechselung der Nahrung aufgezehrt wird. Wie gesagt, haben Proteine einen anderen Stoffwechselweg als Fette und Kohlenhydrate. Und jeder spezifische Stoffwechselweg verbraucht unterschiedlich viel Energie.

Wie viel im Schnitt pro Stoffwechselweg der Makronährstoffe aufgebraucht wird, wurde in dieser Studie untersucht [25].

- Fett: 2-3%
- Kohlenhydrate: 6-8%
- Proteine: 25-30%

Dieselbe Energiemenge auf dem Teller kann also zu einer vollkommen unterschiedlichen Energiemenge im Körper führen, je nachdem, welche Makronährstoffzusammensetzung vorliegt.

DEIN STOFFWECHSEL MACHT EINEN UNTERSCHIED

Nicht zuletzt unterscheiden wir Menschen uns auch individuell. So ist die Rate unseres Stoffwechsels nicht nur von der Nahrung selbst, sondern auch von unserem Alter, unserer Körperzusammensetzung, unserem Geschlecht und vielen weiteren Faktoren abhängig [26].

Je nachdem, welcher körperlichen Aktivität wir nachgehen, unterscheidet sich diese Rate nochmals [27].

Kalorien haben also auch aufgrund unterschiedlicher Voraussetzungen eine unterschiedliche Wirkung auf uns.

DIÄTEN FUNKTIONIEREN NICHT

Wenn Du dieses Buch liest, wirst Du mit Sicherheit ein großes Interesse am Thema Abnehmen haben und deshalb auch schon einmal eine Diät ausprobiert haben. Offenbar war diese Diät aber nicht sehr erfolgreich, ansonsten würdest Du Dir dieses Buch ja nicht durchlesen.

Die gute Nachricht ist, dass es vollkommen normal ist, dass eine Diät für Dich nicht funktioniert hat. Denn Diäten, auch wenn anders von der Abnehmindustrie beworben, führen langfristig zu einer Gewichtszunahme. Im direkten Vergleich zwischen einer Diät und einer gesunden, bedarfsgerechten Ernährung verliert die Diät immer.

In einer Studienanalyse von 2013 [28] wurden 25 Studien zum Thema Abnehmen ausgewertet und die Ergebnisse waren eindeutig:

Diäten führten in 75% der Fälle langfristig zu einer Gewichtszunahme, während eine gesunde Ernährung nur in 5% der Fälle eine Zunahme an Gewicht zur Folge hatte.

Das entscheidende Wort in diesem Satz ist „langfristig". Denn es mag durchaus sein, dass eine Diät kurzfristig zu einer Gewichtsreduktion führen kann. Aber Diäten können langfristig keine gesunde Ernährung ersetzen. Irgendwann muss die Diät beendet werden und genau hier liegt das Problem von Diäten.

Denn nach einer Diät sollte auf eine bedarfsgerechte und gesunde Ernährung gesetzt werden, warum also nicht direkt mit diesem Ansatz beginnen? Warum sollen wir zunächst die Wassermelonen-Diät für 6 Wochen durchführen, um dann auf eine gesunde, ausgewogene Ernährung zu wechseln? Es macht doch viel mehr Sinn von vornherein die gesunde Ernährung umzusetzen, weil sie automatisch zu einer Normalisierung des Gewichts führt und dann auch langfristig beibehalten werden kann.

Diäten sind kurzfristige Instrumente ohne nachhaltige, langfristige Wirkung – die angesprochene Studienanalyse belegt das.

BALLASTSTOFFE ZUM ABNEHMEN

Ballaststoffe stellen weitestgehend unverdauliche Nahrungsbestandteile dar, die meist aus Polysacchariden, langkettige Kohlenhydrate, bestehen. Doch auch wenn wir Ballaststoffe nicht oder nur schlecht verdauen können, spielen sie für unsere Verdauung eine wichtige Rolle.

Denn Ballaststoffe bestimmen durch ihre Eigenschaften die Verweildauer des Nahrungsbreis in unserem Darm. Wenn wir uns ballaststoffarm ernähren, verweilt der Brei, der aus unserer Nahrung gebildet wird, in der Regel nicht lang genug in unserem Darmtrakt. Somit können nicht so viele Nährstoffe aus dem Brei aufgenommen werden, wie es mit einer ausreichenden Menge an Ballaststoffen der Fall wäre.

Daher ist es sehr wichtig, dass wir auf unsere Zufuhr an Ballaststoffen achten. Diese liegt laut DGE (Deutscher Gesellschaft für Ernährung) idealerweise bei mindestens 30 g pro Tag [29].

Aber abgesehen davon, sind Ballaststoffe auch fürs Abnehmen interessant.

Ballaststoffe verzögern nämlich nicht nur die Darmpassage und regen die Darmperistaltik an, sondern sorgen auch für ein Völlegefühl. In einer Studie von 2013 [30] konnte gezeigt werden, dass zwar nicht alle ballaststoffreichen Ernährungsarten zu einer größeren Sättigung führen, aber insgesamt wiegen Menschen, die sich reich an Ballaststoffen ernähren, weniger.

Wir sollten uns aus gesundheitlichen Gründen mehr mit Ballaststoffen versorgen, aber können eventuell auch beim Abnehmen einen Vorteil dadurch erhalten. In jedem Fall gewinnen wir durch eine Ernährung mit mindestens 30 g Ballaststoffen pro Tag.

ABNEHMEN MIT WASSER?

Die Überschrift mag zunächst wie Bauernfängerei anmuten, aber wir können offensichtlich mit simplem Wassertrinken abnehmen. Damit ist jedoch nicht nur gemeint, dass wir auf Cola, alkoholische Getränke und zuckerhaltige Fruchtsäfte verzichten sollten, sondern auch, dass wir weniger Kalorien beim Essen konsumieren, wenn wir vor einer Mahlzeit Wasser trinken.

WASSER SÄTTIGT

Eine Studie von 2010 [31] verglich die Kalorienaufnahme von zwei Gruppen. Die erste ernährte sich unterkalorisch, trank jedoch vor einer Mahlzeit jeweils 500 ml (etwa 2 kleine Gläser Wasser), während die zweite Gruppe sich ausschließlich unterkalorisch ernährte.

In beiden Gruppen kam es durch die Ernährung unter dem eigenen Energiebedarf zu einer Gewichtsreduktion, doch in der ersten Gruppe verloren die Studienteilnehmer zusätzliche 2 kg nach insgesamt 12 Wochen.

Die Aufnahme von 500 ml Wasser vor einer Mahlzeit führte zu einem Völlegefühl, welches wiederum in einer verminderten Nahrungsaufnahme resultierte.

Vor einer Mahlzeit zumindest ein Glas Wasser zu trinken, ist also so etwas wie der einfachste und günstigste Abnehmtrick überhaupt.

WASSER VERBRENNT ENERGIE

In einer Studie aus Deutschland [32] konnte gezeigt werden, dass Wassertrinken auch Energie verbraucht. In der konkreten Studie erhielten übergewichtige Probanden 500 ml Wasser und anschließend wurde ihre Thermogenese für 60 min gemessen.

Es konnte schließlich gezeigt werden, dass die Thermogenese bei den Probanden angeregt wurde und zu einem zusätzlichen Energieverbrauch von 24% gegenüber einer Kontrollgruppe führte.

Wasser zu trinken regt offenbar die Verdauung an und kostet uns Energie, was uns beim Abnehmen natürlich behilflich ist.

VERBRENNT KALTES WASSER MEHR KALORIEN?

In der Theorie klingt es gut. Wenn wir kaltes Wasser trinken, senken wir auch die Temperatur in unserem Verdauungstrakt. Dem Temperaturabfall wirkt unsere Körperkerntemperatur entgegen und verbrennt zusätzliches Fett, also nehmen wir mit dieser Strategie ab.

Was in der Theorie schön klingt, ist in der Praxis leider nicht mehr so schön. Denn auch wenn kalte Getränke uns abkühlen können, ist der Temperaturabfall unseres Körpers dabei so gering, dass unsere Körperkerntemperatur nicht entscheidend erhöht werden muss.

Dr. Gabe Mirkin [33] berechnete den Unterschied, den dieser Effekt an verbrannten Kalorien ausmacht und kam zu minimal kleinen Resultaten, die bezogen auf unser Körpergewicht keine Rolle spielen. Dr. Beth Kitchin, von der University of Alabama, kam zu demselben Schluss [34].

KEINE KALORIEN TRINKEN

Ab und zu gönne ich mir ein Glas Cola, auch wenn ich weiß, dass Cola ungesund ist und mir unnötige Kalorien liefert. Wenn wir aber abnehmen wollen, sind zuckerhaltige Getränke unser größter Feind, so dass wir sie komplett vermeiden sollten.

Eine Studie von 2001 [33] beobachtete 548 Schulkinder insgesamt 19 Monate lang. Wichtig war für die Forscher der Zusammenhang zwischen dem Konsum von zuckerhaltigen Getränken (sogenannten Beverages) und der Entwicklung von Übergewicht.

Schließlich konnten die Forscher nicht nur diesen Zusammenhang bestätigen, sondern auch ein deutliches Bild zeichnen:

Jeder zusätzliche Konsum an Beverages pro Tag führt zu einem gestiegenen Risiko an Fettleibigkeit zu leiden.

Wer also 5 Gläser Cola pro Tag trinkt, setzte während des Studienzeitraumes mehr Fett an, als jemand, der nur 4 Gläser pro Tag trank. Das geringste Risiko für Übergewicht war bei den Kindern zu finden, die so gut wie keine Beverages tranken.

Das große Problem zuckerhaltiger Getränke ist, dass sie uns eine Menge Kalorien liefern, gleichzeitig aber nicht denselben Effekt auf unsere Sättigung haben, wie Kalorien in fester Nahrung.

Dieser Effekt konnte in einer Studie aus 2009 [34] belegt werden. Hier wurde beobachtet, wann es zu einer Energieaufnahme der Probanden nach einer vorherigen Kalorienaufnahme kam. Und die Probanden, die ihre Kalorien nur über Beverages erhielten, erlebten sehr viel schneller wieder ein Hungergefühl und konsumierten folglich sehr viel schneller eine neue Mahlzeit.

Wenn wir also abnehmen möchten, sollten wir nur Wasser trinken und die Kalorienaufnahme aus flüssigen Quellen so weit wie möglich reduzieren.

IST KAFFEE GUT ODER SCHLECHT BEIM ABNEHMEN?

Zunächst einmal besteht Kaffee hauptsächlich aus Wasser. Etwa 99% des Inhalts einer Tasse Kaffee macht Wasser aus, so dass Kaffee eigentlich nicht schlecht fürs Abnehmen sein kann. Die Kaffeebohnen selbst liefern zwar auch Kalorien, vor allem durch die enthaltenen Kohlenhydrate, aber insgesamt eben nur sehr geringe Mengen.

WAS IST GUT AN KAFFEE?

Kaffee enthält eine Reihe von Vitaminen (z.B. Vitamin B1, B2, B3, B5) und auch Mineralstoffe bzw. Spurenelemente (wie Mangan, Kalium, Magnesium und Phosphor) [37]. Darüber hinaus ist Kaffee reich an Antioxidantien [38].

Speziell bezogen aufs Abnehmen gibt es Anzeichen dafür, dass Kaffee unseren Stoffwechsel anregen und die Fettverbrennung beschleunigen kann. In einer Studie von 1995 [39] wurde der zusätzliche Energieverbrauch unseres Stoffwechsels nach dem Konsum von Kaffee untersucht und es konnte tatsächlich ein leicht erhöhter Energieverbrauch beobachtet werden. Zu denselben Ergebnissen kam auch eine Studie von 2005 [40].

WAS IST NICHT SO GUT AN KAFFEE?

Kaffee ist ein Genussmittel mit Suchtwirkung und wenn wir als Kaffeetrinker auf Kaffee verzichten, erleben wir Entzugserscheinungen, die auch Alkoholiker und Raucher erleben, wenn sie auf Alkohol bzw. Nikotin verzichten [41].

Wenn wir uns aber auch hier nur aufs Abnehmen konzentrieren, muss gesagt sein, dass der vorher beschriebene Effekt des angeregten Stoffwechsels zwar auftritt, aber bei weitem nicht so stark ausfällt, dass dieser alleine die Fettpölsterchen schmelzen lassen würde. Hinzu kommt, dass Kaffee mit Milch und Zucker weit mehr Kalorien liefert, als durch den angeregten Stoffwechsel verbrannt wird.

Die gute Nachricht ist also, dass wir nicht auf Kaffee verzichten müssen, wenn wir abnehmen wollen und er sogar einen kleinen, aber positiven Effekt haben kann. Die schlechte Nachricht ist wiederum, dass wir den Kaffee lieber nicht mit Milch und Zucker trinken und nicht zu viel vom eben erwähnten Effekt erwarten sollten.

HILFT GRÜNER TEE BEIM ABNEHMEN?

Grüner Tee hat in vielen Bereichen dieselbe Wirkung, die uns auch Kaffee liefert. Auch hier kann ein angeregter Stoffwechsel beobachtet werden [42]. Hauptverantwortlich dafür sind die im grünen Tee enthaltenen Katechine, die offenbar die Thermogenese befeuern und die Körpertemperatur ansteigen lassen [43].

Aber auch hier gilt, ebenso wie beim Kaffee, dass wir nicht zu viel von diesem Effekt erwarten sollten. Grüner Tee alleine bringt uns keine Veränderung auf der Waage. Nichtsdestotrotz ist der Effekt vorhanden und kann als weiteres kleines Detail genutzt werden.

MIT KOKOSNUSSÖL KOCHEN

Kokosnussöl hat einen hohen Fettanteil. Das ist aber nichts Schlimmes, sondern wirkt auf uns sättigend und führt zu einer reduzierten Kalorienaufnahme beim Essen.

In einer Studie von 1996 [44] wurde der Einfluss der MCT (Medium Chain Triglyzerides – Triglyzeride mit mittlerer Kettenlänge), die sich eben auch in Kokosnussöl finden lassen, auf die Kalorienaufnahme von Studienteilnehmern untersucht. Die Probanden erhielten 15 - 30 g MCT pro Tag und das Resultat war, dass sie im Schnitt 250 kcal täglich weniger Kalorien aufnahmen und durch die MCT auch ihren Stoffwechsel zusätzlich anregen konnten.

Es ist also durchaus eine Überlegung wert, auf Kokosnussöl zum Braten und Kochen zu setzen.

ZUCKER VERMEIDEN

Zuvor haben wir gesehen, dass es Studien gibt, die zeigen, dass wir mit Low Carb abnehmen können. Genauso gut können wir aber auch mit High Carb oder einer veganen Ernährung abnehmen, wenn wir den Studien glauben schenken.

Es macht also eigentlich keinen großen Unterschied, wie wir unsere Makronährstoffe einteilen.

Zumindest gilt dies, so lange wir auf die eine Sache achten, die alle vorher erwähnten Ernährungsphilosophien gemeinsam haben, wenn damit abgenommen werden konnte. Diese eine Gemeinsamkeit ist nichts anderes als die Konzentration auf natürliche Lebensmittel, die so unverarbeitet wie möglich konsumiert wurden.

Egal ob Low Carb, High Carb oder eine vegane Ernährung, abgenommen wurde immer dann, wenn die Studienteilnehmer Fast Food, Fertiggerichte, Süßigkeiten und zuckerhaltige Getränke einschränkten. Diese Lebensmittel enthalten ungesunde und zu viele Fette, aber vor allem auch Einfachzucker.

Wenn wir unsere Ernährung mit einer simplen Umstellung grundlegend verändern wollen, müssen wir einfach auf Zucker verzichten.

Gemeint ist damit natürlich nicht der Fruchtzucker in unserem Obst oder komplexe, langkettige Kohlenhydrate wie zum Beispiel in Kartoffeln. Gemeint ist der ungesunde Einfachzucker, den wir in Lebensmitteln finden, die industriell verarbeitet wurden – also der Zucker aus unnatürlichen Lebensmitteln.

In dieser Studie von 2004 [45] wurden Ergebnisse veröffentlicht, die zeigen, dass Studienteilnehmer über einen Gesamtzeitraum von 4 Jahren immer dann an Gewicht zunahmen, wenn auch ihr Konsum an Zucker in diesem Zeitraum anstieg. Gleichzeitig stieg mit dem Gewicht auch das Risiko für Diabetes.

In einer anderen Studie aus demselben Jahr [46] kam es zu ähnlichen Ergebnissen. Hier wurde wieder speziell die Rolle von zuckerhaltigen Getränken unter die Lupe genommen und gezeigt, dass ein zunehmender Konsum an diesen Getränken zu einem Anstieg des Gewichts führt.

SCHARF WÜRZEN, UM ABZUNEHMEN

Scharfe Gewürze stellen wieder ein kleines Detail dar, mit dem wir unseren Stoffwechsel ein wenig ankurbeln können. Der tatsächliche Effekt aufs Abnehmen fällt zwar, ebenso wie bei Kaffee und grünem Tee, eher gering aus, aber er ist definitiv vorhanden und durch Studien belegt.

2009 wurde diese Studie durchgeführt [47], welche die Auswirkung von schwarzem Pfeffer und Capsaicin (Capsaicin finden wir zum Beispiel in Cayenne) auf den Stoffwechsel von 27 Studienteilnehmern untersuchte. Sie konnte zeigen, dass vor allem der Appetit durch scharfe Gewürze beeinflusst wird. Offenbar erzeugen Capsaicin und schwarzer Pfeffer ein stärkeres Sättigungsgefühl, was in der Folge zu einer geringeren Energieaufnahme führt.

In dieser Studie von 2011 [48] wurde dann untersucht, inwieweit scharfe Gewürze unseren Stoffwechsel anregen können. 25 Studienteilnehmer wurden beobachtet. Das Resultat war, dass scharfe Gewürze den Stoffwechsel nachweislich anregen können und so, zumindest einen kleinen Teil, zum Gewichtsverlust beitragen.

Wenn Du scharf gewürzte Speisen magst und gut verträgst, macht es daher durchaus Sinn, auf Cayenne und Co. zu setzen.

ABNEHMEN MIT OBST UND GEMÜSE

Mehr Obst und Gemüse zu essen, ist sicher kein Geheimtipp. Doch leider gibt es immer wieder selbsternannte Experten, die Fruchtzucker aus Obst als Auslöser für Übergewicht anprangern wollen.

Zwar ist die Gesamtzufuhr an Zucker für uns ein Auslöser von Übergewicht, sobald diese Zufuhr unseren Bedarf übersteigt, aber der Fruchtzucker aus Obst, zum Beispiel aus einem Apfel, wird eben nicht isoliert konsumiert, sondern als Teil des Obstes. So erhalten wir auch immer wichtige Ballaststoffe und weitere Nährstoffe und Enzyme, die in Kombination nicht denselben Peak unseres Blutzuckers hervorrufen, wie isolierter Zucker, den wir vor allem in Süßigkeiten und sehr stark verarbeiteten Lebensmitteln finden können. Der Fruchtzucker aus Obst hat also auf uns eine komplett andere Wirkung als der Zucker aus Süßigkeiten.

Abgesehen davon, gibt es keine Studien, die belegen, dass der Konsum von Obst und Gemüse eine Gewichtszunahme hervorrufen würde – ganz im Gegenteil.

In dieser Studie von 2011 [49] wurden die Ernährungsgewohnheiten von Studienteilnehmern analysiert und es konnte gezeigt werden, dass genau die Probanden weniger wogen, die mehr Obst und Gemüse aßen. Die Probanden zeigten darüber hinaus ein geringeres Risiko für Fettleibigkeit und waren insgesamt gesünder.

Unseren Konsum an Obst und Gemüse sollten wir also als allerletztes einschränken, wenn wir abnehmen wollen.

VON KLEINEN TELLERN ESSEN

Abnehmen ist keine Magensache, sondern häufig eine Kopfsache. Warum nutzen wir dies nicht einfach zu unserem Vorteil aus und setzen auf einen kleinen, aber vielversprechenden Trick: Essen wir von nun an einfach von kleinen Tellern!

In einer Studienanalyse [50] wurde der Einfluss der Größe von Tellern und des Bestecks auf die Nahrungsaufnahme untersucht. Das Resultat war, dass nicht nur die Tellergröße, sondern sogar die Größe unseres Löffels die Menge beeinflusst, die wir essen.

Unser Gehirn scheint die zugeführte Nahrungsmenge vor allem relativ zu betrachten und bezieht sie direkt auf das Verhältnis zu Teller und Besteck. Mit kleineren Tellern und Löffeln können wir also bei uns eine größere Sättigung hervorrufen, obwohl wir eventuell sogar weniger essen.

Diese Theorie wird auch durch eine berühmte Popcorn-Studie von 2005 [51] gestützt. Hier erhielten Kinogänger im Rahmen einer Studie zwei unterschiedliche Größen an Popcorn-Bechern (Medium und Large Bucket). Die Probanden durften sich während des Kinobesuchs so viel Popcorn in den Behälter füllen, wie sie wollten. Das Resultat:

- Kinobesucher mit dem Large Bucket aßen 34% mehr Popcorn
- 77% der Kinobesucher mit Large Bucket glaubten aber, sie hätten genau so viel Popcorn gegessen, wie die Kinobesucher mit dem Medium Bucket

Der große Popcorn-Becher scheint dem Gehirn vorzugaukeln, das wir kleinere Mengen konsumieren, obwohl wir tatsächlich mehr Popcorn essen.

Es ist daher durchaus ratsam, von nun an auf kleine Teller zu setzen und kein zu großes Besteck zu verwenden.

LANGSAMER ESSEN

Der Zusammenhang zwischen der Geschwindigkeit in der wir essen und unserem Körpergewicht ist überraschend intensiv untersucht wurden.

Zahlreiche Studien zeigen, dass Menschen, die sich selbst als schnelle Esser einschätzen würden, in der Regel mehr Gewicht auf die Waage bringen als langsame Esser [52, 53]. Wenn es um

Fettleibigkeit geht, zeigen schnelle Esser ein mehr als doppelt so hohes Risiko für Adipositas wie langsame Esser [54].

Es ist also offensichtlich, dass schnelles Essen zumindest einen Einfluss auf eine Gewichtssteigerung hat.

Interessant ist aber natürlich auch, ob wir durch langsames Essen nicht nur dieser Gewichtszunahme vorbeugen, sondern vielleicht auch abnehmen können.

Bei dieser Idee kommen unsere Hormone ins Spiel. Eine ganze Reihe von Hormonen beeinflusst unser Hungergefühl (wie zum Beispiel Ghrelin) und es ist logisch, dass unser hormoneller Regelkreis nicht mit jedem Happen einer Mahlzeit unmittelbar reagiert. Es gibt dabei eine gewisse Verzögerung zwischen der Nahrungsaufnahme und dem einsetzenden Sättigungsgefühl, welches durch die Hormone erzeugt wird.

Langsames Essen könnte daher diese zeitliche Verzögerung nutzen. Wir zügeln uns also zu Beginn einer Mahlzeit bewusst und sobald die verzögerte Aktivierung des hormonellen Regelkreises einsetzt, übernehmen unsere Hungerhormone das Kommando und signalisieren uns, dass wir satt sind, obwohl vielleicht noch etwas auf dem Teller liegt – so zumindest die Theorie. Aber gibt es Studien, die diese Theorie stützen?

In einer Studie von 2008 [55] konnte gezeigt werden, dass Studienteilnehmer durch langsames Essen weniger Kalorien aufnehmen als die Probanden, die sich nicht bei der Essgeschwindigkeit zügeln.

In einer anderen Studie [56] aßen 17 Studienteilnehmer 300 ml Eiscreme, einige von ihnen schnell (innerhalb von 5 min), die anderen langsam (innerhalb von 30 min). Bei diesen Studienteilnehmern wurde dann die Entwicklung einiger Hungerhormone (wie Ghrelin) über einen Zeitraum von 210 min bestimmt. Und die langsamen Esser berichteten nicht nur von einem größeren Sättigungsgefühl, sondern ihre Hormonkonzentrationen stiegen auch deutlicher als die der schnellen Esser im angesprochenen Zeitraum an.

Langsames Essen scheint tatsächlich unser Hungergefühl positiv zu beeinflussen, was wiederum zu einer geringeren Kalorienaufnahme führt und Abnehmen begünstigt.

Für den Anfang ist es daher sinnvoll mit einem Timer zu essen und zu versuchen jede Woche 5 min länger für eine Mahlzeit zu brauchen, indem wir intensiver kauen, zwischendurch mehr Wasser trinken und auch mal eine kurze Pause von einer Minute während des Essens einlegen.

WELCHES KALORIENDEFIZIT SOLLTEN WIR ERZEUGEN?

Abnehmen ohne ein Kaloriendefizit ist bei gesunden Menschen nicht möglich. In jedem Fall müssen wir also unter unserem Bedarf Energie zuführen, um abnehmen zu können. Doch welches Kaloriendefizit zeigt die besten Ergebnisse?

Diätratgeber und Frauenmagazine sind voll mit Empfehlungen, wie der „1.500 kcal Diät", die „-500 kcal Diät" und anderen Vertretern. Doch haben diese Empfehlungen alle dasselbe Problem: Sie nutzen absolute Zahlen.

Für eine 50 kg schwere zierliche Frau sind 1.500 kcal pro Tag keine große Herausforderung und eigentlich sogar sehr sättigend und bedarfsgerecht. Für einen 100 kg schweren Mann jedoch wird hier ein Defizit erzeugt, das einen äußerst starken Hunger auslösen wird und damit eine ungleich größere Herausforderung darstellt.

Gleichzeitig ist auch die körperliche Aktivität wichtig, um solche Empfehlungen geben zu können. Ein Büroangestellter, der in seiner Freizeit gerne Computerspiele spielt und TV-Serien guckt, hat einen anderen Leistungsbedarf, als ein Bauarbeiter, der 3-mal täglich mit dem Hund rausgeht, gerne im Garten arbeitet und 2-mal pro Woche Fußball mit den Arbeitskollegen spielt. Absolute Empfehlungen machen also hier keinen Sinn, auch wenn beide Fallbeispiele vielleicht dieselbe Größe, dasselbe Geschlecht und dasselbe Gewicht aufweisen.

Für eine zuverlässige Empfehlung bezüglich des Kaloriendefizits brauchen wir also eine relative Empfehlung.

Eine Reihe von Studien konnte zeigen, dass ein Kaloriendefizit von mehr als 30% des Gesamtbedarfs zu hoch ist und langfristig viele Probleme mit sich bringt:

- Hauptsächlich verlieren wir hier zunächst Wasser [57]
- Wir bauen Muskeln ab, was uns langfristig beim Abnehmen sogar behindert [58]
- Unsere Stoffwechselrate nimmt ab und macht Abnehmen schwieriger [59]
- Unser Gesundheitszustand verschlechtert sich [60]

Wir sollten also definitiv unterhalb von 30% bei unserem Defizit landen.

Einer Studie von 2015 [61] nach zu urteilen, liegt der optimale Bereich eines Kaloriendefizits für uns bei 20 – 25% des Gesamtbedarfs. In diesem Bereich erfahren wir nicht die zuvor angesprochenen Nachteile, kreieren aber dennoch ein so großes Defizit, dass wir auch abnehmen können.

WIE LANGE SOLLTEN WIR IM KALORIENDEFIZIT BLEIBEN?

Das tatsächliche Kaloriendefizit ist aber nur die eine Seite der Medaille. Die andere Seite ist die Dauer, die wir für das Defizit ansetzen sollten. Denn auch sie beeinflusst, wie sinnvoll und gesund das Defizit für uns ist.

Viele Studien [62, 63, 64, 65] zeigen, dass wir die vorher erwähnten Nachteile eines zu großen Kaloriendefizits auch erfahren, wenn wir zu lange in einem vernünftigen Defizit von 20 – 25% bleiben.

Den gegenteiligen Effekt zeigt dann eine Erhöhung der Kalorienzufuhr [66]. Es macht daher Sinn in Zyklen zu arbeiten und zwischen einem Kaloriendefizit (zum Abnehmen) und einer bedarfsgerechten Ernährung (zum Anregen des Stoffwechsels) zu alternieren.

Die in der Praxis am häufigsten genutzte Herangehensweise ist die, 10 – 12 Wochen im Kaloriendefizit zu bleiben und anschließend die Zufuhr schrittweise innerhalb von 2 - 3 Wochen soweit zu erhöhen, dass sie dem Bedarf entspricht.

Werden wir mal konkret an einem Beispiel:

- Mann mit einem Bedarf von 2.500 kcal
- Defizit von 20 % bedeutet 500 kcal
- 10 – 12 Wochen Energiezufuhr von 2.000 kcal (um abzunehmen)
- darauf 2 – 3 Wochen schrittweise Kalorien erhöhen von 2.000 auf ungefähr 2.500 kcal

Natürlich wird der Mann im Beispiel nach 12 Wochen bereits abgenommen haben, so dass sein Bedarf etwas niedriger liegt als 2.500 kcal, aber es ging hier mehr darum, das Prinzip zu verdeutlichen, welches, denke ich, auch klar geworden ist.

Zusammengefasst:

Der beste Ansatz beim Abnehmen ist der, zwischen einem Kaloriendefizit von 20-25% und einer bedarfsgerechten Ernährung zyklisch zu wechseln, bis das Zielgewicht erreicht wurde.

INTERMITTIERENDES FASTEN UND ABNEHMEN

Beim Intermittierenden Fasten (IF) handelt es sich um eine Ernährungsweise, die erst in den letzten Jahren an Popularität gewonnen hat. Zuvor war sie eigentlich nur in Kulturen verbreitet, in denen in bestimmten Perioden aus religiösen Gründen gefastet wurde (wie zum Beispiel beim Ramadan).

Normalerweise essen wir abends unsere letzte Mahlzeit (etwa um 20.00 Uhr), schlafen unsere 8 Stunden und frühstücken dann morgens (gegen 7.00 Uhr). Somit bleiben wir normalerweise etwa 10-11 Stunden ohne Nahrungszufuhr, ehe wir wieder essen.

Beim IF geht es darum täglich über einen längeren Zeitraum ohne Nahrungszufuhr auszukommen, als wir das gewohnt sind. Konkret bedeutet dies zum Beispiel, das wir aufs Frühstück oder aufs Abendessen verzichten und so 16 Stunden und länger täglich fasten.

WELCHE IF-PROTOKOLLE GIBT ES?

Aus diesem Ansatz haben sich einige Varianten entwickelt, wie die folgenden:

- Die Leangains-Methode, mit einem 14/10er Zyklus (für Frauen) und einem 16/8er Zyklus für Männer
- Die Eat Stop Eat Methode, mit dem 5:2 Prinzip, bei dem wir zwei Tage der Woche nur eine oder maximal zwei Mahlzeiten und an den anderen fünf Tagen wie üblich drei Mahlzeiten täglich konsumieren
- Die Warrior Diet, bei der wir nur 4 Stunden täglich für die Nahrungsaufnahme Zeit haben
- Das Alternate Day Fasting, bei dem wir im Wechsel am ersten Tag entsprechend unseres Bedarfs essen (z.B. 2.500 kcal) und am zweiten Tag nur 1/5 der Kalorien aufnehmen (hier also nur 500 kcal)

HILFT IF BEIM ABNEHMEN?

Den Fans des Intermittierenden Fastens zur Folge können wir mit IF rasend schnell abnehmen, allerdings wäre ich hier etwas weniger zuversichtlich. Denn die meisten Studien belegen diesen bahnbrechenden Effekt beim Abnehmen nicht.

Aber reden wir zunächst über die Studien, welche die positiven Seiten von IF beleuchten:

- In einer Studie konnten Probanden mit IF ihr Körpergewicht um 3 bis 8% reduzieren [67]
- Studienteilnehmer können bei IF offenbar besser mit ihrem Hungergefühl umgehen als bei einer Diät [68, 69]
- Unser Blutzuckerspiegel lässt sich mit IF sehr gut kontrollieren [70]

- IF bremst unseren Stoffwechsel nicht aus und macht Abnehmen nicht schwerer [71]
- Abnehmen ist speziell mit dem 16/8er Protokoll möglich [72]
- Beim Abnehmen mit IF verlieren wir kaum Muskelmasse, weil IF die Ausschüttung unserer Wachstumshormone anregt [73]

Es sieht also bisher ganz gut aus ... aber, dass Ganze hat leider auch eine Kehrseite.

HAT IF NACHTEILE BEIM ABNEHMEN?

Zunächst einmal ist Intermittierendes Fasten eine ungewohnte Ernährungsphilosophie. Aus eigener Erfahrung kann ich sagen, dass vor allem die ersten Wochen der Ernährungsumstellung hin zu IF ein sehr starkes Hungergefühl auslösen. Ist dieser Punkt aber überschritten, stellt sich tatsächlich der Effekt ein, das wir unseren Hunger leichter kontrollieren können, wie einige der vorherigen Studien auch zeigen konnten [68, 69].

- **Nachteil 1**: Der Hunger bleibt ein Nachteil, vor allem in der Startphase. Denn gerade in den ersten Wochen einer Ernährungsumstellung scheitern die meisten Menschen. IF macht es ihnen also hier etwas schwerer.

Wichtig ist auch, dass Intermittierendes Fasten alleine keinen Gewichtsverlust erzeugen wird. Diesen erhalten wir nur durch ein Kaloriendefizit. Wir müssen also auch mit IF zum Training, uns gesund ernähren und eben unterhalb unseres Bedarfs Energie zuführen, was ohnehin schon Hunger auslöst.

- **Nachteil 2**: Bei IF müssen wir all das machen, was wir auch ohne IF machen müssten – also trainieren, gesund essen und ein Kaloriendefizit erzeugen. IF ist nur eine Ergänzung zu diesen Maßnahmen.

Nicht zuletzt müssen wir auch beachten, dass in den vorherigen Studien IF im Vergleich zu anderen Ernährungsformen keinen zusätzlichen Effekt beim Abnehmen zeigt. Der einzig wirklich bis jetzt belegte Vorteil von IF gegenüber einer „normalen" Ernährung ist, dass unsere Wachstumshormone bei IF offenbar stärker ausgeschüttet werden. Dies wiederum erhält unsere Muskelmasse, was beim Abnehmen sehr förderlich ist.

- **Nachteil 3**: Es gibt bis heute keine Studie, die zeigen konnte, dass wir mit IF effektiver abnehmen können als ohne.

Zusammengefasst lässt sich sagen, dass wir definitiv mit IF abnehmen können, aber inwieweit es nun bessere Ergebnisse zeigen kann, wurde noch nicht abschließend untersucht.

ABNEHMPILLEN UND SUPPLEMENTS

Die Abnehmindustrie ist ein Milliardengeschäft. Da überrascht es nicht, dass jeder sein Stück vom Kuchen abhaben möchte. Supplementhersteller sind schnell, wenn es darum geht eine „einfache" Lösung, in Form einer Tablette, zu bieten. Doch leider halten die meisten Supplements ihre Versprechen nicht.

In diesem Kapitel möchte ich trotzdem auf ein paar bekannte Abnehmpillen und Supplements eingehen und Studien vorstellen, die deren Effektivität untersuchen.

WHEYPROTEIN

Eigentlich ist ein Proteinpulver ein Supplement für Kraftsportler, die Muskeln aufbauen oder erhalten wollen, warum sollte es für Menschen interessant sein, die abnehmen möchten?

Gute Frage. Und die Antwort ist, dass mehr Muskelmasse uns beim Abnehmen helfen kann. Mehr Muskelmasse erhöht den Grundumsatz und macht weiteres Abnehmen einfacher. Es ist daher wichtig in einem Kaloriendefizit, welches wir ja brauchen, um überhaupt abnehmen zu können, Muskelmasse so weit wie möglich zu erhalten (mehr dazu auch im Kapitel über Krafttraining).

In einer Studie von 2014 [74] konnte gezeigt werden, dass Wheyprotein beim Abnehmen helfen kann, wenn wir es nicht bloß als Ergänzung, sondern als Ersatz einer Mahlzeit einsetzen.

Wenn wir mit Wheyprotein abnehmen wollen, können wir also einfach eine Mahlzeit des Tages damit ersetzen.

KOFFEINTABLETTEN

Über Kaffee haben wir schon gesprochen. Statt aber Kaffee zu trinken, können wir auch direkt auf Koffein in Tablettenform setzen. Denn Koffein ist natürlich der eigentliche Wirkstoff im Kaffee, der für uns eine Bedeutung beim Abnehmen hat.

Koffeintabletten erzeugen daher denselben Effekt, den auch Kaffee auf unseren Stoffwechsel hat. Er regt ihn an und sorgt so für mehr verbrannte Energie, die wir im Idealfall über Fett erzeugen.

Verschiedene Studien [75, 76] untersuchten konkret den Einfluss von Koffein auf die Gewichtsreduktion übergewichtiger Probanden und auch wenn dieser Einfluss eher gering ausfiel, war er doch messbar.

Koffeintabletten können also beim Abnehmen helfen, allerdings ist das Ausmaß der Gewichtsreduktion durch Koffein sehr überschaubar.

Übrigens gilt dasselbe auch für Supplements mit Extrakten aus grünen Kaffeebohnen [77] und grünem Tee [78].

GARCINIA CAMBOGIA EXTRAKT

Garcinia Cambogia ist eine tropische Frucht, die auch als Malabar-Tamarinde bekannt ist. Sie enthält viele Vitamine und Mineralstoffe und ein Extrakt aus dieser Frucht soll beim Abnehmen hilfreich sein.

Angeblich sorgen die enthaltenen Säuren (besonders die Hydroxycitric Acid – HCA) für eine Hemmung fettproduzierender Enzyme und einem Anstieg an Serotonin, was dabei helfen soll unseren Hunger zu kontrollieren.

Die Studienlage zu diesem Extrakt ist aber leider nicht sehr vielversprechend. Eine Studie von 2011 [79] zeigte einen minimalen Effekt beim Abnehmen, der aber so niedrig ausfiel, dass er nicht als eindeutiger Beweis für die Wirkung von Garcinia Cambogia gelten kann. Eine andere Studie aus den 90ern [80] zeigte sogar überhaupt keinen Effekt einer Supplementation auf eine Gewichtsreduktion.

Bis neue Studienergebnisse auftauchen, würde ich also von einer Abnehmpille auf Basis dieses Extraktes abraten.

HIMBEER-KETONE (RASPBERRY KETONES)

Raspberry Ketones finden sich in Himbeeren, werden für Supplements aber häufig synthetisch hergestellt. Sie haben offenbar einen Einfluss auf ein Hormon namens Adiponectin, welches dabei hilft Fett abzubauen.

Bislang gibt es nur Tierversuche, die eine Wirkung auf den Fettstoffwechsel untersuchten [81]. Diese zeigten zwar, dass es bei Ratten zu einer Gewichtsabnahme durch die Supplementation kommt, aber dies geschieht nur, wenn äußerst hohe Dosierungen eingesetzt werden.

Himbeeren sind lecker und gesund, aber Himbeer-Ketone brauchen wir nicht, um abnehmen zu können.

KONJUGIERTE LINOLSÄURE (CLA)

CLA ist schon länger als Supplement zum Abnehmen im Einsatz. Das gesunde Fett lässt sich in tierischen Lebensmitteln, wie Käse und Butter finden und reduziert den Appetit, regt den Stoffwechsel an und stimuliert den Fettabbau.

Und es gibt Studien, die diese Effekte belegen können. Diese Studie [82] zeigte eine Gewichtsreduktion von 1,3 kg im Vergleich zu einem Placebo. Eine andere Studie [83] zeigte 100 g zusätzlichen Gewichtsverlust pro Woche in einer 6-monatigen Studie, im Vergleich zu einem Placebo.

Bevor wir CLA aber als Wunderpille bezeichnen, muss auch gesagt sein, dass in beiden Studien davon gesprochen wird, dass diese Ergebnisse keinen eindeutigen Beweis für die Effektivität von CLA darstellen. Die erste Studie spricht von nicht signifikantem Gewichtsverlust, während die zweite CLA gerade einmal einen minimalen bis moderaten Einfluss zuspricht.

Zusammengefasst: CLA ist möglicherweise beim Abnehmen effektiv, wenn es hilft, ist der Effekt aber gering.

FORSKOLIN

Forskolin ist ein Extrakt, gewonnen aus einer Minz-Pflanze, die ebenfalls die Fettverbrennung stimulieren soll. Die derzeitige Studienlage lässt aber darauf schließen, dass dieses Supplement keinen Effekt auf eine Gewichtsreduktion hat.

In einer 12-wöchigen Studie [84] reduzierten sich Gesamtgewicht und Fettmasse der Probanden nicht durch eine Supplementation mit Forskolin. In einer anderen Studie [85] kam es zu einer leichten Abnahme der Fettmasse, während das Gesamtgewicht der Probanden unbeeinflusst blieb.

Zurzeit ist davon auszugehen, dass Forskolin keinen Effekt aufs Abnehmen hat – sparen wir uns also lieber unser Geld.

SPEZIELLE ABNEHMPILLEN

Viele Abnehmpillen versprechen einen Effekt, in dem sie Kombinationen vieler Extrakte und Wirkstoffe anbieten. Ein sehr prominentes Beispiel ist etwa Hydroxycut. Dieses Supplement besteht aus Koffein, Olivenextraten, Minzextrakten, Yohimbine, Vitamin C, Calcium und anderen Inhaltsstoffen.

Es liefert also eine Reihe von Supplements, die zusammen Abnehmen begünstigen sollen. Studien, die sich direkt mit Hydroxycut und anderen spezifischen Abnehmpillen auseinandergesetzt haben, gibt es jedoch nicht. Häufig wird im Zusammenhang mit dem Marketing des entsprechenden Produktes immer nur auf die Wirksamkeit der einzelnen Bestandteile eingegangen.

Was es allerdings zum Produkt selbst gibt, sind Berichte von zahlreichen gesundheitlichen Schäden, die von Hydroxycut hervorgerufen werden können [86, 87, 88].

Zwar handelt es sich bei Hydroxycut nur um ein Beispiel, aber es zeigt doch sehr deutlich, wie vorsichtig wir bei Abnehmpillen sein sollten.

WARUM BRAUCHEN WIR ÜBERHAUPT PILLEN UND SUPPLEMENTS?

Wheyprotein, Koffeinextrakte und einige andere Supplements konnten also zumindest kleine Effekte zeigen. Doch stellt sich natürlich die Frage, ob diese kleinen Effekte den Kaufpreis von Supplements überhaupt rechtfertigen.

Durch eine Ernährungsumstellung und mehr Bewegung werden wir abnehmen. Vielleicht kann uns CLA tatsächlich jede Woche 100 g zusätzlichen Gewichtsverlust bescheren, aber wenn wir uns dauerhaft gesund ernähren und ausreichend bewegen, verlieren wir diese 100 g sowieso irgendwann.

Abnehmpillen sind also im wirksamen Fall nur eine Art minimale Beschleunigung, die kaum auf der Waage erkennbar ist. Im Regelfall sind Abnehmpillen jedoch unwirksam und rausgeschmissenes Geld. Im schlimmsten Fall (wie bei Hydroxycut) können sie uns sogar gesundheitlich schaden.

Der beste Ansatz ist daher meiner Meinung nach der, komplett auf Abnehmpillen und Supplements zu verzichten.

Denn Abnehmen ist sowieso ein Marathon und kein Sprint. Warum lassen wir also nicht einfach die Zeit für uns arbeiten und sparen uns unser Geld?

DAS TRAINING

KRAFTTRAINING ODER AUSDAUERTRAINING

Beim Training können wir im Prinzip vier Strategien verfolgen. Wir können:

1. Überhaupt nicht trainieren
2. Auf Ausdauertraining setzen
3. Auf Krafttraining setzen
4. Auf ein kombiniertes Ausdauer- und Krafttraining setzen

Und genau in dieser Reihenfolge finden wir auch die Effektivität dieser einzelnen Ansätze wieder.

Überhaupt nicht trainieren – Diese Strategie ist die denkbar ungünstigste. Sie kann aber dennoch effektiv sein, weil die Ernährung einfach den größten Einfluss auf unser Gewicht hat. Wenn wir nicht trainieren, steigern wir natürlich nicht unseren Energieumsatz, so dass wir in unserer Kalorienbilanz umso mehr darauf achten müssen, unterkalorisch Energie zuzuführen.

Bei dieser Strategie ist es also umso wichtiger darauf zu achten, was und wie viel davon wir essen.

Auf Ausdauertraining setzen – Mit dieser Strategie geht es schon mal in die richtige Richtung. Denn Ausdauertraining kostet uns zusätzliche Energie, so dass wir unsere Kalorienbilanz nicht nur von einem Ende aus für uns arbeiten lassen, indem wir auf die Ernährung achten, sondern eben auch vom anderen Ende aus, indem wir mehr Kalorien verbrennen.

Allerdings beeinflusst das Ausdauertraining unsere Kalorienbilanz nur direkt und nicht indirekt.

Auf Krafttraining setzen – Das Krafttraining ist der nächst logische Schritt. Hier schaffen wir es nicht nur während des Trainings mehr Kalorien zu verbrennen, sondern wir schaffen auch noch etwas anderes. Wir bauen nämlich Muskeln auf, oder sorgen zumindest dafür, dass mehr Muskelmasse beim Abnehmen erhalten bleibt. Und je mehr Muskelmasse wir haben, desto leichter können wir Fett verbrennen.

Krafttraining ist daher in der Regel effektiver beim Abnehmen als Ausdauertraining, weil wir hier direkt und indirekt Kalorien verbrennen.

Auf ein kombiniertes Ausdauer- und Krafttraining setzen – Wenig überraschend stellt diese Strategie die beste dar und liefert uns das Beste aus beiden Welten. Wir verbrennen mehr Kalorien direkt, durch das Ausdauertraining, und anschließend indirekt über unsere Muskelmasse, die das Krafttraining aufbaut oder zumindest erhält.

Diese Strategie ist also der Idealansatz.

AUF WELCHE STRATEGIE SOLLTEST DU SETZEN?

In den folgenden Kapiteln gehe ich noch detaillierter auf Studien ein, die meine Empfehlung stützen. Doch vorab will ich Dir schon einmal Empfehlungen bieten, die sich an Deinen persönlichen Lebensumständen orientieren.

DU HAST WENIG ZEIT

Die Ernährung ist der entscheidende Faktor beim Abnehmen. Falls Du also wenig Zeit hast, solltest Du Dich nur auf die Ernährung konzentrieren. Sie alleine wird zum Idealgewicht führen.

Sofern Du Zeit und Interesse daran hast, zusätzlich zu trainieren, würde ich Dir zum Krafttraining raten. Es hat wie gesagt den Vorteil Deine Energiebilanz direkt und indirekt zu beeinflussen, während das Ausdauertraining nur einen direkten Einfluss hat. Solltest Du jedoch einfach mehr Spaß am Ausdauertraining haben, ist auch diese Option sinnvoll. Setz also im Zweifelsfall lieber auf die Art des Trainings, die Dich mehr motivieren kann, auch wenn es vielleicht kurzfristig das etwas ineffektivere Ausdauertraining sein mag.

DU HAST VIEL MEHR ZEIT

Bei mehr Zeit und Interesse solltest Du natürlich versuchen den Idealfall umzusetzen. Ernährung, Ausdauer- und Krafttraining zeigen in Kombination die schnellsten und auch nachhaltigsten Ergebnisse.

WAS VERBRENNT MEHR KALORIEN, AUSDAUER ODER KRAFTTRAINING?

Um meine Empfehlungen aus dem letzten Kapitel zu untermauern, habe ich ein paar Studien zusammengetragen, die unterschiedliche Trainingsansätze miteinander vergleichen oder zumindest einen Vergleich zwischen diesen erlauben.

Die mit Abstand wichtigste Studie stammt von 2012 [89]. Hier wurde die Effektivität drei unterschiedlicher Trainingsansätze beim Abnehmen überprüft:

1. Krafttrainingsgruppe
2. Ausdauertrainingsgruppe
3. Kombiniertes Kraft- und Ausdauertraining

Diese Ansätze zeigten alle wenig zufriedenstellende Ergebnisse, wenn nicht gleichzeitig auch auf die Ernährung geachtet wurde. Die Ernährung war es, die den Unterschied ausmachte, wenn es darum ging abzunehmen.

Zwar konnte auch gezeigt werde, dass der kombinierte Trainingsansatz der effektivste ist, aber auch hier war es äußerst schwer abzunehmen, wenn die Ernährung vernachlässigt wurde.

DAS STEADY STATE AUSDAUERTRAINING

Beim Ausdauertraining selbst, können wir noch eine wichtige Unterscheidung vornehmen. Das sogenannte Steady State Ausdauertraining stellt eine Variante des Ausdauertrainings dar, in der es darum geht, bei einer gleichbleibenden Belastung über einen längeren Zeitraum zu trainieren.

Das Steady State Training ist also so etwas, wie die lockere Laufrunde, der moderate Aerobickurs oder die Stunde auf dem Crosstrainer.

Diese Trainingsart entspricht daher wahrscheinlich dem Bild, das viele vom Ausdauertraining haben. Und, wie bereits erwähnt, kostet es uns Energie und trägt damit positiv zu unserer Energiebilanz bei, wenn wir abnehmen wollen.

Leider gibt es hier aber auch das ein oder andere Problem:

In dieser Studie [90] konnte gezeigt werden, dass ein Steady State Training den Stoffwechsel und die Fettoxidation nach dem Training nicht entscheidend anregt. Wir verbrennen also beim

Laufen selbst Energie, sobald wir aber wieder die Laufschuhe ausgezogen haben, erhalten wir kaum einen zusätzlichen Effekt, der uns beim Abnehmen helfen würde.

In einer anderen Studie [91] konnte sogar gezeigt werden, dass wir durch ein Steady State Training einen Stoffwechselanpassungsprozess durchlaufen, der für uns zum Nachteil werden kann, sobald wir aufhören zu trainieren. In der Studie wurde gezeigt, dass wir in einer Trainingspause vom Ausdauertraining sehr viel mehr Gewicht zulegen, der Jo-Jo-Effekt schlägt hier also stärker zu, als es ohne Training der Fall wäre.

Unter dem Strich ist das Steady State Training eine Möglichkeit, um zusätzliche Kalorien zu verbrennen, aber, einmal angefangen, sollten wir damit nicht wieder aufhören, weil sonst der Jo-Jo-Effekt umso stärker einsetzt.

DAS HIIT AUSDAUERTRAINING

Im Gegensatz zum Steady State Training geht es beim HIIT darum hohe Intensitäten zu wählen und dafür die Zeitdauer zu verringern. HIIT steht für Hochintensives Intervalltraining, ein Sammelbegriff für verschiedene Intervalltrainingsmethoden.

Wichtig ist zunächst, dass HIIT vom Steady State Training zu unterscheiden. Bei HIITs wird sehr viel kürzer trainiert, dafür aber intensiver. Das Steady State Training ist beispielsweise ein Dauerlauf, während ein HIIT ein Sprint ist.

Die höhere Belastung beim HIIT macht das Training natürlich anstrengender und gerade für Anfänger schwieriger umsetzbar. Nach einer gewissen Anpassungsphase bietet es aber Vorteile gegenüber dem Steady State Training.

In einer Studie der University of New South Wales [92] trainierten weibliche Probanden mit einer Intervallmethode und konnten durch das Training 3-mal so viel Fettmasse abbauen, wie eine Kontrollgruppe mit dem Steady State Training. Die Hauptursache dafür dürfte die Energie sein, die nach dem Training durch Regenerationsmaßnahmen verbrannt wird.

Denn im Gegensatz zu einem Dauerlauf, kommt es bei einem Sprint zu einem Effekt, der auch nach dem Training beim Abnehmen helfen kann. Dieser Effekt bezieht sich auf unseren Energiebedarf, der nach einem HIIT offenbar erhöht ist.

Das HIIT ist daher der effektivere Ansatz für das Ausdauertraining im Vergleich zum Steady State Training.

DAS KRAFTTRAINING

Das Krafttraining bringt nun noch eine Komponente ins Spiel, die wir beim Ausdauertraining bisher nicht beobachten konnten. Das Krafttraining führt nämlich zu einem Muskelaufbau bzw. während einer unterkalorischen Ernährung zu einem Erhalt der vorhandenen Muskelmasse.

Doch warum sind Muskeln so unglaublich wichtig beim Abnehmen?

Nun, dies liegt daran, dass wir ja nicht an Gewicht verlieren wollen, sondern an Fettmasse. Und Muskeln helfen uns dabei Fettmasse abzubauen. Durch:

1. Verbrannte Kalorien beim Krafttraining
2. Verbrannte Kalorien beim Krafttraining durch mehr Muskelmasse
3. Verbrannte Kalorien nach dem Krafttraining durch Regeneration der Muskelmasse

1) Zunächst verbrennen wir also beim Krafttraining wieder Kalorien durch das Training selbst.

2) Und die Menge an Energie, die unser Training aufzehrt, ist abhängig von der Muskelmasse, die wir besitzen. In einer Studie aus den 90ern [93] konnte gezeigt werden, dass wir umso mehr Energie bei einem Workout benötigen, je mehr Muskeln wir haben.

3) Gleichzeitig steigt natürlich auch unser Regenerationsbedarf nach dem Training an, je mehr Muskelmasse wir aufweisen. Denn durch das Training werden die Muskeln leicht beschädigt. Um diese Muskelschäden zu reparieren, wird natürlich Energie benötigt und damit ist logisch, dass je mehr Muskelmasse wir haben, desto mehr Energie brauchen wir. Auch dieser Effekt konnte in vielen Studien [94, 95] belegt werden.

Durch das Krafttraining verbrennen wir also Energie während des Trainings und nach dem Training und bauen natürlich Muskeln auf bzw. erhalten sie, was unseren Energiebedarf weiter erhöht.

DAS KOMBINIERTE KRAFT- UND AUSDAUERTRAINING

Sofern Du genug Zeit hast, ist die Kombination aus Kraft- und Ausdauertraining die Ideallösung.

Konkrete Empfehlungen zum Training zeige ich Dir in den folgenden Kapiteln. Aber zuerst wollte ich auch hier noch eine Studie ansprechen, die aus dem Jahre 1999 stammt [96]. Hier wurde konkret die Effektivität eines Ausdauertrainings mit der eines kombinierten Kraft- und Ausdauertrainings verglichen und es konnte klar bewiesen werden, dass die Kombination zu besseren Ergebnissen beim Abnehmen führt.

Zusammengefasst: Um es nochmal zu sagen, die Kombination aus Kraft- und Ausdauertraining ist die beste Art des Trainings zum Abnehmen.

DAS OPTIMALE KRAFTTRAINING ZUM ABNEHMEN

Krafttraining ist für uns das wichtigere Training, so dass wir auch hiermit einsteigen wollen. Zunächst geht es um ein paar Trainingsprinzipien, die langfristigen Trainingserfolg ermöglichen und anschließend um einen konkreten Trainingsplan, der als Beispiel dienen soll.

INTENSITÄT

Die erste Frage ist, welche Intensität wir wählen sollten, um optimale Ergebnisse beim Abnehmen erzielen zu können. Wir sprechen also erstmal darüber, wie schwer die Gewichte sein müssen, die Du beim Training verwenden solltest.

1-RM

Hierfür ist wichtig, den Begriff des 1-RM zu verstehen. Gemeint ist damit das 1-Repetition-Maximum, also das Gewicht, dass Du im Prinzip 1-mal stoßen, drücken, heben, also verwenden könntest. Alle Intensitäten beziehen sich auf das 1-RM und werden relativ dazu in Prozenten ausgedrückt.

Sehen wir uns mal ein Beispiel dazu an, indem 100 kg beim Kreuzheben (Deadlift) das 1-RM bedeuten:

% des 1-RM	Gewicht [in kg]	Wiederholungen
100	100	1
90	90	2-3
80	80	3-4
70	70	4-8
60	60	8-15
50	50	> 15

In diesem Beispiel lässt sich ungefähr sagen, dass jemand mit einem 1-RM von 100 kg beim Kreuzheben 70 kg 4- bis 8-mal heben könnte.

WIE FINDEST DU DEIN 1-RM?

Für erfahrene Sportler macht es Sinn das 1-RM wirklich durch einen Maximalkrafttest auszuloten. Für unerfahrene Sportler ist es jedoch weniger sinnvoll, da dieser Maximalkrafttest auch eine hohe Verletzungsgefahr mit sich bringt.

In letzterem Fall ist es einfacher zu testen, welches Gewicht 4-mal bewegt werden kann und dann einfach das Gewicht durch 0,8 (für 80%) zu teilen, um das 1-RM zu erhalten. Diese Berechnung ist zwar nicht immer ganz genau, aber sie ist pragmatisch und gibt uns ungefähre Werte, die wir durchaus nutzen können.

WELCHE INTENSITÄT, BEZOGEN AUFS 1-RM, SOLLTEN WIR NUN BEIM TRAINING WÄHLEN?

Mit der Information des 1-RM können wir nun herausfinden, welche Gewichte Du beim Training einsetzen solltest.

In dieser Studie von 2009 [97] wurden unterschiedliche Trainingsgruppen verglichen, die jeweils mit niedriger, moderater und hoher Intensität trainierten. Sie zeigte, dass die Trainingsgruppe mit einer Intensität von etwa 80% des 1-RM den höchsten Anstieg der metabolischen Rate und zahlreicher anderer Werte (Hungerhormone, Energieverbrauch etc.) aufwies und die niedrigeren Intensitäten locker überbot.

Mit dieser Information im Hinterkopf ist es empfehlenswert Wiederholungszahlen von 3-8 Wiederholungen als sinnvoll fürs Abnehmen zu empfehlen.

Wichtig ist dabei aber natürlich, dass Du auch Gewichte wählen solltest, die für diese Wiederholungszahlen angemessen sind. Ein Gewicht, dass Du 20-mal bewegen könntest, nur 5-mal zu bewegen, damit Du im optimalen Wiederholungszahlenbereich landest, macht natürlich keinen Sinn. Die Gewichte müssen so gewählt werden, dass im Prinzip keine 9. Wiederholung für Dich möglich wäre.

REGENERATION

Damit Du nicht in den Zustand des Übertrainings gerätst, weil Du zu intensiv trainierst, solltest Du natürlich ausreichend zwischen den Trainingseinheiten regenerieren. Die Regenerationsfähigkeit ist wiederum von vielen Faktoren abhängig, wie Deinem Alter, Deiner Trainingserfahrung, Deiner Ernährung usw.

Daher ist es schwer konkrete Empfehlungen zu machen, aber in der Regel solltest Du ein und dieselbe Muskelgruppe nie öfter als 3-mal pro Woche und am besten nicht an direkt aufeinanderfolgenden Tagen trainieren.

Solltest Du also bei jedem Workout ein Ganzkörpertraining durchführen, trainierst Du idealerweise montags, mittwochs und freitags.

Sobald Du öfter trainieren möchtest, solltest Du Deinen Trainingsplan aufsplitten und zum Beispiel montags und donnerstags den Oberkörper und mittwochs und samstags den Unterkörper trainieren.

PROGRESSION

Das Prinzip der Progression ist relativ simpel, wird aber von vielen Kraftsportlern vernachlässigt. Hierbei geht es darum, dass unser Körper sich an Belastungen anpasst. Wenn, wie im vorherigen Beispiel, 80 kg beim Kreuzheben für uns momentan 80% unseres 1-RM bedeuten, gilt dies nicht dauerhaft, sondern nur für den Moment.

Durch das Training wachsen nämlich unsere Muskeln, unsere Beweglichkeit verbessert sich und unsere Koordination wird optimiert. All diese Effekte führen dazu, dass wir kräftiger werden. So kann es sein, dass 80 kg schon nach 2 Monaten nur noch 60% unseres 1-RM sind.

Es macht daher Sinn alle 2 Monate das persönliche 1-RM neu auszuloten und die Trainingsgewichte dahingehend anzupassen.

Ohne diese Progression der Gewichte würden wir ja automatisch eine Degression der Intensitäten erzeugen, weil 80 kg nach 2 Monaten eben nicht mehr 80% unseres 1-RM, sondern nur noch 60% des 1-RM entsprechen. Und mit dieser Degression sinkt dann auch die Trainingseffektivität.

VARIATION

Das Prinzip der Variation ist ebenfalls ein sehr wichtiges Trainingsprinzip. Es besagt, dass sich unsere Physiologie an einen Trainingsreiz anpasst und dieser in der Folge einen geringeren Trainingsreiz erzeugt.

Ebenso wie bei der Progression der Gewichte, sollten wir auch unsere Übungen selbst anpassen, weil auch hier ein Lerneffekt einsetzt, der unsere Trainingseffektivität reduziert.

Alle 3-4 Monate solltest Du daher neue Übungsvarianten einsetzen und bekannte Übungen durch sie ersetzen.

ÜBUNGSAUSWAHL

Konkrete Übungen sind, wie gesagt, immer nur für den Moment effektiv und verlieren einen Teil ihrer Wirksamkeit, sobald wir sie erlernt haben. Eine generell sinnvolle Richtlinie bei der Übungsauswahl ist aber, dass wir mit den Übungen bessere Ergebnisse beim Abnehmen erzielen können, die mehr Muskelgruppen ansprechen.

In dieser Studie [98] zeigten sogenannte Compound Exercises einen größeren Einfluss auf unsere Energiebilanz als isolierende Übungen.

Freie Kniebeuge mit einer Langhantel verbrennen also mehr Kalorien als zum Beispiel das Krafttrainingsgerät „Beinpresse", weil hier bei jeder Wiederholung mehr Muskeln beteiligt sind.

MEHRSATZ- ODER EINSATZTRAINING

Die Frage nach der richtigen Satzzahl spaltet schon seit langem die Fitnessgemeinde. Und auch wenn es wieder einmal schwer ist, eine konkrete und gleichzeitig für alle gültige Empfehlung zu geben, gibt es doch inzwischen deutliche Anzeichen dafür, dass ein Mehrsatztraining dem Einsatztraining überlegen ist, wenn wir die nackten Resultate miteinander vergleichen.

Es gibt hier sowohl Einzelstudien [99] als auch Meta-Analysen [100], die viele Studien verglichen haben. Und in fast allen Fällen kam es beim Mehrsatztraining zu einem größeren Trainingsreiz, stärkerem Muskelwachstum, größerem Kraftzuwachs und auch mehr Energieverbrauch.

Zu beobachten ist aber auch, dass dieser Effekt mit zunehmender Satzzahl immer mehr abfällt. Der erste Satz zeigt also die meisten Effekte, der zweite Satz schon weniger, der dritte Satz noch weniger ...

Eine gute Ausgangsbasis für Selbstversuche beim eigenen Training stellt die Empfehlung dar mit 2-3 Sätzen pro Übung zu arbeiten und davon ausgehend mit anderen Satzzahlen zu experimentieren. Je nachdem wie die eigenen Reaktionen ausfallen, kannst Du so Deinen persönlichen Sweet-Spot finden.

DER KONKRETE TRAININGSPLAN

Im Idealfall lässt Du Dir an Hand Deiner Bedürfnisse und Voraussetzungen einen individuellen Trainingsplan im Fitnessstudio erstellen. Falls Du aber für Dich und ohne Trainer trainieren willst, kannst Du mit diesem Trainingsplan einsteigen.

Übung	Satzzahl	Wiederholungszahl
Kniebeuge	3	4-6
Kreuzheben	3	4-6
Bankdrücken	3	4-6
Schulterdrücken	2	6-8
Lat.-ziehen	3	4-6
Rudern	2	6-8
Unterarmstütz	3	60s

Diesen Trainingsplan kannst Du 3-mal pro Woche, mit jeweils mindestens einem Ruhetag zwischen den Trainingstagen, durchführen. Er trainiert Deinen gesamten Körper und nutzt vor allem komplexe Übungen, die eigentlich alle Deine Muskeln ansteuern.

DAS OPTIMALE AUSDAUERTRAINING

Wie sieht es nun mit dem Ausdauertraining aus? Welcher Ansatz ist hier der effektivste und verspricht die größten Fortschritte?

HIIT

Das Hochintensive Intervalltraining können wir sehr gut einsetzen, um abzunehmen. In dieser 12-wöchigen Studie [102] verloren die Studienteilnehmer im Durchschnitt 2 kg Fettmasse und verbesserten ihre Ausdauerleistungsfähigkeit um ca. 15%. Vor allem beim viszeralen Fett, welches oft als kritische Fettmasse bezeichnet wird, weil es eine sehr große Korrelation zwischen unserem allgemeinen Gesundheitszustand und unserer viszeralen Fettmasse gibt, konnten die Probanden an Gewicht, im Schnitt 17%, verlieren.

Das HIIT verbrennt, wie gesagt, nicht nur Kalorien beim Training, sondern auch durch den Nachbrenneffekt [102].

Genau deshalb ist es effektiver als das Steady State Training.

In einer Studie der Western Ontario [103] wurden konkret HIIT und Steady State Training miteinander verglichen:

- Gruppe 1 trainierte mit HIIT – 4-6 Sprints a 30s pro Workout
- Gruppe 2 trainierte mit Steady State – 30-60min pro Workout

Die Teilnehmer der HIIT-Gruppe konnten schließlich sogar etwas mehr Fett abbauen als die der Steady State Gruppe, obwohl sie im Schnitt deutlich weniger Zeit fürs Training aufwendeten.

Wir müssen aber dennoch vorsichtig sein, bevor wir das HIIT als Allheilmittel betrachten.

Denn wichtig ist der Zusammenhang zwischen Belastungsdauer und Intensität. Beim HIIT ist die Intensität natürlich deutlich höher als beim Steady State Training, dafür sinkt aber die Belastungszeit. Um die Effektivität von HIIT und Steady State Training detailliert vergleichen zu können, müssen wir also konkret werden.

TABATA TRAINING UND ABNEHMEN

Tabatas sind eine Form der HIITs und damit geeignet, um sie konkret mit einem moderaten Steady State Training zu vergleichen.

- Ein moderater Lauf über etwa 20 Minuten verbrennt ungefähr 150-160 kcal, da wir bei lockerem Laufen ca. 8 kcal pro Minute an Energie benötigen
- Bei einem intensiven Tabata verbrennen wir etwa 50 kcal pro Minute, trainieren aber nur 160s (ohne Pausenzeit), was zu etwa 130-140 kcal pro Tabata-Workout führt

Wir können also tatsächlich ungefähr dieselbe Kalorienmenge durch ein HIIT verbrennen, obwohl wir deutlich weniger Zeit dafür brauchen, wenn wir uns diese beispielhaften Zahlen ansehen.

Wichtig ist aber natürlich auch der Nachbrenneffekt, also die Energie, die unser Körper im Anschluss an das Training zur Regeneration benötigt. Auch hier gibt es eine Studie [104], die im „The Guardian" diskutiert wurde.

Sie geht davon aus, dass wir bei einem Tabata-Workout zusätzliche 150 kcal in den ersten 12 Stunden nach dem Training verbrennen.

Eine andere Studie [105] konnte zeigen, dass auch ein Steady State Training zu einem Energieverbrauch nach dem Workout führt. Dort sind es 190 kcal, die innerhalb von 14 Stunden nach dem Workout verbrannt werden, wenn dieses Workout etwa 45 Minuten dauert.

Es kommt also auch beim Steady State Training zu einem Nachbrenneffekt, der aber im Vergleich deutlich gegenüber dem HIIT verliert.

Konkret können wir also sagen, dass ein Tabata-Training fast denselben Energieverbrauch zeigt, den wir auch bei einem 30-minütigen Steady State Training erwarten können.

Und das macht ein Tabata-Training effektiver, weil es sich so aufbaut:

- 8 Intervalle
- 20s Belastung
- 10s Erholung
- Gesamtzeit: 4min (inkl. Pausen)

Mit einem Tabata sind wir also nach 4 Minuten durch (wenn wir die Pausen mit einrechnen). Ein 30-minütiges Steady State Training dauert daher mehr als 7-mal so lange.

Wichtig ist jedoch, dass wir immer auch über die Belastungsintensität sprechen, wenn wir HIIT und Steady State miteinander vergleichen. Denn je geringer die Belastungsdauer, desto höher muss die Intensität sein, damit wir dieselbe Kalorienmenge verbrennen können. Nicht umsonst spreche ich beim Steady State Workout in diesem Beispiel von einem lockeren Lauf und beim Tabata von einem intensiven Sprint.

ABNEHMEN MIT LAUFEN

Genug auf dem Steady State Training herumgehakt, schauen wir uns mal an, wie wir auch damit abnehmen können.

Der vorherige Abschnitt hat zwar gezeigt, dass ein Steady State Training weniger effektiv ist als das HIIT, aber er hat auch gezeigt, dass wir mit dem Steady State Training durchaus abnehmen können.

Bei all der Diskussion über Effektivität und Kalorienverbrauch vergessen wir nämlich häufig, dass ein Training nur dann funktionieren kann, wenn wir auch Spaß daran haben. Und nicht jeder geht gerne 3-mal pro Woche zum Sprinttraining, einige möchten vielleicht doch lieber die 30-minütigen Dauerlaufeinheiten umsetzen.

Und in dem Fall gibt es eine gute Nachricht: Auch dieser Ansatz kann funktionieren.

In einer Studie von 2013 [106] und einer von 2009 [107] wurde gezeigt, dass selbst Walking eine Gewichtsreduktion auslösen kann. Konkret setzten die Probanden auf 150 – 250 Minuten Walking pro Woche, also etwa 3-4 Stunden, und verbrannten dadurch wöchentlich fast 2.000 Kalorien extra, was einen deutlichen Einfluss auf unsere Kalorienbilanz hat.

Dauerhaft umgesetzt, kann also sogar Walking zu einer Gewichtsreduktion führen.

Es ist aber keine Überraschung, dass wir mit dem Laufen schneller abnehmen können als mit dem Walking. In einer sehr aktuellen Studie von 2016 [108] konnte gezeigt werden, dass schon 5 gelaufene Kilometer pro Woche zu einer Gewichtsabnahme führen können.

Idealerweise sollten es ca. 2.600 kcal sein, die wir durch das Laufen zusätzlich verbrennen, um bestmögliche Ergebnisse erzielen zu können, wie in dieser Studie [109] gezeigt werden konnte.

Welche Ausdauersportart ist am effektivsten?

Es gibt viele Tests, die untersucht haben, mit welchem Ausdauergerät und welcher Ausdauersportart wir die meisten Kalorien verbrennen und bei eigentlich allen Tests landen das Laufband (also Laufen) und der Radergometer (oder Radfahren) auf den vordersten Plätzen.

Viel wichtiger als die Frage, ob das Laufband eine kcal pro Minute mehr verbrennt als der Stepper, ist aber sicher die Frage, welche Ausdauersportart kannst Du dauerhaft umsetzen.

Hinzu kommt, dass jede Sportart und jedes Ausdauergerät gerade am Anfang mehr Energie kostet, weil wir eben mit der Bewegung und der Handhabung zu Beginn nicht vertraut sind. Dadurch ist unsere Bewegung zunächst unökonomisch und verbraucht mehr Energie.

Es ist also eigentlich nicht möglich zu sagen, dass das Laufband 50 kcal pro Stunde mehr verbrennt als das Rudergerät. Es kommt halt auch immer darauf an, wer die Geräte gerade benutzt und wie vertraut er mit der Bewegung ist.

Daher lautet der beste Tipp, den ich Dir geben kann: Nutze alle Geräte die Du zur Verfügung hast und probiere so viele Ausdauersportarten wie möglich aus, um immer auch ein Stück weit Anfänger zu bleiben und immer wieder neue Motivation zu tanken – so ist die Wahrscheinlichkeit am größten auch langfristig noch dabeizubleiben.

Der konkrete Trainingsplan

In meinem Buch Laufen zum Abnehmen habe ich eine umfangreiche Trainingsplanung fürs Walking und Laufen zusammengestellt. Ein guter Ausgangspunkt für die eigene Trainingsplanung sind aber folgende Empfehlungen:

- Starte entsprechend Deinen Voraussetzungen (Walking vor Laufen, Laufen vor Sprinten)
- Arbeite so viel wie möglich mit Intervallen (2min Laufen/2min Gehen im Wechsel etc.)
- Arbeite auch hier progressiv und erhöhe Intensität und Umfänge wöchentlich
- Trainiere zu Beginn 3-mal pro Woche
- Variiere Dein Training für mehr Motivation
- Setze vermehrt auf HIITs, sobald Du dazu in der Lage bist, um Zeit zu sparen

Einen 6-wöchigen Trainingsplan (ein Auszug aus Laufen zum Abnehmen), der Dir spezifische Workouts liefert, findest Du als Beispiel auf den folgenden Seiten:

Woche 1

Tag	Mo	Di	Mi	Do	Fr	Sa	So
Workout	1		2		3		
Kategorie	L	--	L	--	L	--	--

(L = Laufen)

3 Workouts pro Woche sind zu Beginn mehr als ausreichend. Zwar werden wir in den folgenden Wochen auch auf 4 Workouts in einer Woche kommen, aber zunächst erreichst Du optimale Ergebnisse mit nur 3 Trainingstagen und mindestens einem Ruhetag zwischen den einzelnen Workouts.

Mo - Workout 1:

Kategorie: Laufen	
Inhalt:	• 5min Laufen • 1min Pause • 4 Runden
Ziel:	Ziel ist es jeweils 5min ohne Pause am Stück zu laufen. In den einzelnen Pausen, kannst Du weitergehen oder Dich komplett ausruhen.

Mi - Workout 2:

Kategorie: Laufen	
Inhalt:	• 5min Laufen • 1min Pause • 4 Runden • Borgbelastung: 12 • Puls: < 60% Hfmax
Ziel:	Das gleiche Workout wie Workout 1, aber diesmal durch Puls oder Borgbelastung gesteuert. Versuche also Dein Tempo so zu dosieren, dass Du locker laufen kannst und Dich währenddessen noch unterhalten könntest.

Fr - Workout 3:

Kategorie: Laufen	
Inhalt:	• 15min Laufen
Ziel:	Keine Pause machen zu müssen, sollte Dein Ziel sein.

Woche 2

Tag	Mo	Di	Mi	Do	Fr	Sa	So
Workout	1		2		3		
Kategorie	L	--	L	--	L	--	--

In der zweiten Woche bleiben wir bei den Methoden der letzten Woche. Allerdings steigen die Intensitäten stückweise.

Mo - Workout 1:

Kategorie: Laufen	
Inhalt:	<ul><li>5min Laufen</li><li>30s Pause</li><li>4 Runden</li></ul>
Ziel:	Die Pausendauer wird halbiert, wodurch dieses Workout intensiver wird. Versuche jedes Intervall ohne Unterbrechung durchzulaufen.

Mi - Workout 2:

Kategorie: Laufen	
Inhalt:	<ul><li>5min Laufen</li><li>1min Pause</li><li>4 Runden</li><li>Borgbelastung: 13</li><li>Puls: < 65% Hfmax</li></ul>
Ziel:	Die Belastungen sind gestiegen. Das Workout sollte sich also etwas intensiver anfühlen als letzte Woche.

Fr - Workout 3:

Kategorie: Laufen	
Inhalt:	<ul><li>20min Laufen</li></ul>
Ziel:	Das Workout dauert 5min länger als letzte Woche. Versuche trotzdem keine Pause machen zu müssen.

Woche 3

Tag	Mo	Di	Mi	Do	Fr	Sa	So
Workout	1		2		3		
Kategorie	L	--	L	--	L	--	--

In der dritten Woche steigern nochmals die Intensitäten. Gleichzeitig laufen wir aber auch zum ersten Mal nicht auf Zeit, sondern nach Distanz.

Mo - Workout 1:

Kategorie: Laufen	
Inhalt:	• 3km Laufen
Ziel:	3km entsprechen 7,5 Runden auf der Tartanbahn. Versuche ohne Pause durchzulaufen und miss deine Gesamtzeit für die Strecke.

Mi - Workout 2:

Kategorie: Laufen	
Inhalt:	• 5min Laufen
	• 1min Pause
	• 4 Runden
	• Borgbelastung: 14
	• Puls: 60-70% Hfmax
Ziel:	Die Belastungen steigen nochmals.

Fr - Workout 3:

Kategorie: Laufen	
Inhalt:	• 25min Laufen
Ziel:	Und noch einmal 5min mehr. Damit bist Du schon fast bei einer halben Stunde angekommen.

Woche 4

Tag	Mo	Di	Mi	Do	Fr	Sa	So
Workout	1		2		3		
Kategorie	L	--	L	--	L	--	--

In der 4. Woche läufst Du in Summe schon ungefähr 10km.

Mo - Workout 1:

Kategorie: Laufen	
Inhalt:	• 3km Laufen
Ziel:	Nochmals 3km. Versuche aber dieses Mal Deine Zeit von letzter Woche zu unterbieten. Dein Ziel sollte es sein, weniger als 25min zu brauchen.

Mi - Workout 2:

Kategorie: Laufen	
Inhalt:	• 5min Laufen • 1min Pause • 5 Runden • Borgbelastung: 15 • Puls: 65-80% Hfmax
Ziel:	Noch eine Belastungssteigerung und zusätzlich ein weiteres Intervall.

Fr - Workout 3:

Kategorie: Laufen	
Inhalt:	• 30min Laufen
Ziel:	Hättest Du vor dem ersten Trainingstag gedacht, dass Du eine halbe Stunde am Stück laufen könntest?

Woche 5

Tag	Mo	Di	Mi	Do	Fr	Sa	So
Workout	1		2		3		
Kategorie	L	--	L	--	L	--	--

Die 5. Woche startet und schon fast ist die Hälfte des Lauftrainings für Anfänger durch. Deine Ausdauer hat sich mit Sicherheit in den letzten Wochen immens verbessert. Und wenn Du in den Spiegel schaust, siehst Du auch schon die ersten Fortschritte.

Mo - Workout 1:

Kategorie: Laufen	
Inhalt:	• 4km Laufen
Ziel:	Ein Kilometer Extra. Dein Ziel sollte es sein, weniger als eine halbe Stunde für diese Distanz zu brauchen. 4km entsprechen übrigens genau 10 Runden auf der Tartanbahn.

Mi - Workout 2:

Kategorie: Laufen	
Inhalt:	• 3min Laufen • 30s Pause • 6 Runden • Borgbelastung: 15 • Puls: 65-80% Hfmax
Ziel:	Die Pausen- und Belastungsintervalle sind kürzer geworden.

Fr - Workout 3:

Kategorie: Laufen	
Inhalt:	• 10min Laufen • 1min Pause • 4 Runden
Ziel:	In Summe kommst Du mit diesem System bereits auf 40min.

Woche 6

Tag	Mo	Di	Mi	Do	Fr	Sa	So
Workout	1		2		3		
Kategorie	L	--	L	--	L	--	--

Mit der 6. Woche endet die erste Hälfte des Lauftrainings für Anfänger. In der zweiten Hälfte warten dann ein weiterer Trainingstag pro Woche und eine Einführung in die HIIT Methoden auf Dich.

Mo - Workout 1:

Kategorie: Laufen	
Inhalt:	• 4km Laufen
Ziel:	Versuche Deine Zeit von letzter Woche zu schlagen. Vielleicht schaffst Du es sogar weniger als 28min zu brauchen. Das wären immerhin 7 Minuten für einen Kilometer.

Mi - Workout 2:

Kategorie: Laufen	
Inhalt:	• 2min Laufen • 30s Pause • 8 Runden • Borgbelastung: 15 • Puls: 65-80% Hfmax
Ziel:	Ein Belastungsintervall dauert nur noch 2 Minuten. Dafür solltest Du aber insgesamt 8 Intervalle machen.

Fr - Workout 3:

Kategorie: Laufen	
Inhalt:	• 13min Laufen • 1min Pause • 3 Runden
Ziel:	3 Runden mit je 13min ergeben fast dieselbe Gesamtdauer wie letzte Woche. Dafür hast Du aber eine Pause weniger zur Verfügung.

PRE- UND POST-WORKOUT SUPPLEMENTS UND BOOSTER

Schon im Kapitel über Supplements zum Abnehmen habe ich mich relativ kritisch zur Supplement-Industrie geäußert und diese Kritik will ich auch in diesem Kapitel noch ein wenig ausführen.

Denn im Zusammenhang mit dem Fitness- und vor allem dem Krafttraining ist irgendwann der Eindruck entstanden, dass wir unbedingt Proteinshakes, Kreatin und Testosteronbooster brauchen, um überhaupt eine Langhantel heben zu können. Dieser Eindruck ist gewollt von der Supplement-Industrie, weil er einen sehr lukrativen Markt geschaffen hat.

Doch tatsächlich sind Supplements vollkommen überflüssig, wenn unsere Ernährung mit vollwertigen Lebensmitteln unseren Bedarf deckt.

Es mag noch so viele Studien geben, die die Wirksamkeit von Kreatin belegen. Wenn unser Bedarf an Kreatin durch vollwertige Lebensmittel gedeckt ist, wird noch mehr Kreatin keinen positiven Effekt auf uns haben. Daher sind Studien zur Effektivität von Kreatin und Co. immer auch abhängig davon, inwieweit die Studienteilnehmer ihren Bedarf bereits decken.

Bei der Frage nach den Supplements, die für uns effektiv sein können, geht es also mehr darum, ob es Nährstoffe gibt, die wir über unsere Ernährung in der Regel nicht bedarfsgerecht decken.

Auf alle Nährstoffe einzugehen, würde den Rahmen dieses Buches sprengen, aber zusammengefasst lässt sich sagen, dass es ganz sicher nicht Protein, Kreatin und BCAAs sind, die wir nicht über vollwertige Lebensmittel erhalten können.

Vielmehr sind Vitamin D, Vitamin B12, Omega 3 Fettsäuren, Zink und Magnesium Nährstoffe, die wir nicht immer ausreichend erhalten. Aber auch diese lassen sich eigentlich sehr gut über normale Lebensmittel aus dem Supermarkt abdecken.

Konkret will ich Dir in diesem Kapitel daher keine Empfehlungen geben, welches Supplement nun für Dich ideal ist. Vielmehr wollte ich Dich hier davor bewahren, unnötig Geld für Proteinshakes und Kreatinkapseln aus dem Fenster zu werfen.

Falls Du wirklich ein Interesse daran hast, auch Deine Mikronährstoffe bedarfsgerecht einzustellen, solltest Du zu Deinem Hausarzt gehen und Deine Serumkonzentrationen der typischen Mineralstoffe und Spurenelemente bestimmen lassen. Davon ausgehend kannst Du sehr viel effektiver eine Auswahl bei den Supplements treffen.

DER LIFESTYLE

ABNEHMEN IM SCHLAF

Keine Sorge, wir bleiben auch bei diesem Thema logisch. Es ist natürlich nicht so einfach möglich im Schlaf abzunehmen. Zwar verbrennen wir auch während des Schlafens Kalorien, aber aufgrund unserer geringen körperlichen Aktivität dabei, nur sehr wenig.

Ich will Dir in diesem Abschnitt auch keine Hypnose-CDs oder sonst was verkaufen, damit Du im Schlaf abnehmen kannst.

Es geht vielmehr darum, darüber zu sprechen, wie eine mangelnde Schlafqualität bzw. Schlafdauer ein Risikofaktor für Übergewicht sein kann.

In einer Studienanalyse [110], die 696 Studien untersuchte, konnte gezeigt werden, dass sowohl bei Kindern als auch bei Erwachsenen Schlafmangel ein sehr einflussreicher Risikofaktor für Übergewicht ist.

Dank dieser Analyse und konkreten Studien [111] können wir also durchaus davon ausgehen, dass wir durch ein besseres Schlafverhalten auch einen positiven Effekt beim Abnehmen erzielen können. Doch wie genau sieht der optimale Schlaf für uns aus?

WIE VIEL SCHLAF BRAUCHEN WIR?

Die National Sleep Foundation [112] hat sich umfangreich mit dieser Frage beschäftigt und ist zu dem Schluss gekommen, dass generelle Empfehlungen zwar möglich sind, aber in jedem individuellen Fall gibt es Schwankungen. Denn unser Bedarf an Schlaf ist von vielen Faktoren abhängig, wie:

- Alter
- Körperzusammensetzung
- Genetik
- Körperliche Aktivität
- Mentale Aktivität
- Stress
- Ernährung
- Klima

Eine durchaus allgemein gültige Empfehlung ist aber die, 7-9 Stunden täglich zu schlafen. Innerhalb dieses Fensters ist die Schlafdauer für fast alle Erwachsenen ausreichend. Ausgehend von dieser Empfehlung sollte jeder von uns mit seinem eigenen Schlafverhalten experimentieren.

DIE SCHLAFQUALITÄT ERHÖHEN

Neben der simplen Dauer des Schlafs, können wir unseren Schlaf natürlich auch qualitativ verbessern. Auch hier spielen wieder Ernährung, Genetik, Klima etc. eine Rolle, jedoch können wir bei der Schlafqualität auf detaillierte Tipps zurückgreifen:

Regelmäßigkeit - 7-9 Stunden zu schlafen ist der richtige Schritt. Im Idealfall schlafen wir aber jeden Tag 7-9 Stunden, am besten sogar immer um dieselbe Zeit. Versuch also jeden Tag zur selben Zeit aufzustehen und auch jeden Tag zur selben Zeit wieder schlafen zu gehen.

Alkohol vermeiden – Bestimmte Stimulantien können unseren Schlaf beeinträchtigen. Dazu gehören Koffein, Nikotin und auch Alkohol [113]. Durch den Konsum dieser Stimulantien vor der

Bettruhe, fällt es uns schwerer einzuschlafen und unser Schlaf wird öfter unterbrochen. Eine gute Faustregel ist daher, auf Kaffee, Alkohol und Co. mindestens 6 Stunden vor dem Schlafengehen zu verzichten.

Elektronik – Auch unser Schlaf wird von Hormonen gesteuert. Besonders wichtig ist hier Melatonin, welches durch Sonnenlichteinstrahlung stimuliert wird. Je höher unsere Melatoninkonzentration nun steigt, desto mehr steigt auch die Müdigkeit in uns. Das Problem bei elektronischen Geräten ist, dass sie die Melatoninproduktion unterdrücken können und so unseren Schlafrhythmus negativ beeinflussen [114].

Wir sollten also auf TV, Computer und E-Reader unmittelbar vor dem Schlafengehen verzichten.

Training – Regelmäßige körperliche Aktivität verbessert unsere Schlafqualität. Selbst bei Schlafstörungen konnte Training langfristig eine Verbesserung zeigen. Zwar dauert es eine Weile bis dieser Effekt einsetzt, aber er ist definitiv zu beobachten [115, 116].

Ebenfalls wichtig, ist in dem Zusammenhang, dass wir nicht zu spät trainieren sollten. Denn direkt nach dem Training fällt es vielen Menschen besonders schwer einzuschlafen.

Licht aus – Schon niedrig-intensive Lichtquellen können unseren Schlaf stören. Es ist daher sinnvoll in einem komplett abgedunkelten Raum zu schlafen und vielleicht sogar eine Schlafmaske zu tragen [117].

Temperatur – Die Frage nach der optimalen Temperatur ist ebenfalls eine, die individuell beantwortet werden muss. Laut Sleep.org liegt der ideale Temperaturbereich für die beste Schlafqualität aber zwischen 15 und 20°C (60 – 67 °F) [118].

Ernährung – Eine gesunde und ausgewogene Ernährung wirkt sich auch positiv auf unsere Schlafqualität aus, was nicht sehr überraschend sein dürfte. Was aber etwas überrascht, ist, dass wir eine proteinreiche Mahlzeit als letzte Mahlzeit des Tages konsumieren sollten. In einer Studie von 2014 [119] wurde gezeigt, dass etwa 30 g Protein, ungefähr 30 Minuten vor dem Schlafen gehen, den Kalorienverbrauch beim Schlafen erhöhen kann.

ABNEHMEN MIT KALTEM DUSCHEN

Kaltes Duschen hat viele gesundheitliche Vorteile und soll angeblich auch beim Abnehmen helfen. Die Ursache dafür ist das braune Fettgewebe, eine besondere Art des Fettgewebes, das viele Mitochondrien enthält. Mitochondrien wiederum sind die Kraftzellen unseres Körpers und erzeugen Wärme, in dem sie Kalorien verbrennen. Und auch wenn braunes Fettgewebe vor allem bei Säuglingen vorhanden ist, tritt es auch bei Erwachsenen, in unterschiedlich starker Ausprägung, auf [120].

Die gute Nachricht ist, dass kaltes Duschen tatsächlich das braune Fettgewebe aktivieren kann, wie in dieser Studie belegt werden konnte [121].

Hier kam es durch die Kälte zu einer Aktivierung von 96% des braunen Fettgewebes.

Doch leider gibt es auch eine schlechte Nachricht. Denn die Aktivierung, und damit der zusätzliche Kalorienverbrauch, hat kaum einen Einfluss auf unsere Gesamtenergiebilanz. In einer Studie von 2008 wurde gemessen, wie viele Kalorien eine Kälteexposition von 24 Stunden (in einer Kältekammer mit 16 °C) ausmachen [122] und die Ergebnisse waren sehr ernüchternd.

Eine 24-stündige Kälteexposition verbrennt gerade einmal 2,8% mehr Kalorien.

Wenn wir also von einem Gesamtenergiebedarf von 3.000 kcal ausgehen, sind das nach 24 Stunden (!) gerade einmal 84 kcal - diese Energiemenge liefert uns schon eine kleine Banane.

Eine Studie von 2013 [123] untersuchte schließlich konkret, wie viel Studienteilnehmer innerhalb von 6 Wochen mit einer 2-stündigen Kälteexposition täglich abnehmen können. Und im Schnitt kam es zu einer Gewichtsreduktion von nur 750 g - ebenfalls sehr ernüchternd.

Und hier enden die schlechten Nachrichten nicht, denn offenbar hat Kälte auch einen Einfluss auf unseren Hunger und führt zu einem Anstieg des Hungergefühls, weil sich Hungerhormone wie Leptin und Ghrelin durch die Kälte negativ, im Hinblick aufs Abnehmen, entwickeln.

Diese Studie [124] untersuchte drei Gruppen die bei Zimmertemperatur, Wärme (33°C) und Kälte (15°C) unterschiedlich starken Hunger erfuhren. Insgesamt wurden die Probanden der spezifischen Temperatur 20 Minuten lang ausgesetzt und die Kälte- und die Wärmegruppe zeigten gegenüber der Zimmertemperaturgruppe einen um 20% erhöhten Energiekonsum.

Das heißt also, dass selbst wenn kaltes Duschen uns ein paar Kalorien kostet, nehmen wir im Anschluss an die kalte Dusche wahrscheinlich dieselbe Kalorienmenge wieder auf, weil wir durch die Kälte einen größeren Hunger bekommen haben.

Kaltes Duschen ist also ein Lifehack mit gesundheitspositiven Vorteilen, aber keinem positiven Effekt aufs Abnehmen.

ABNEHMEN MIT SEX

Leider ist es auch mit der Idee durch Sex abzunehmen nicht sehr weit her. Eine Studienanalyse von 2013 [125] untersuchte, wie viele Kalorien tatsächlich beim Sex verbrannt werden und kam zu Ergebnissen, welche die Idee mit Sex abnehmen zu können als Mythos entlarven.

Die körperliche Aktivität beim Verkehr wird in der Studie so eingeordnet, dass ein durchschnittlicher Kalorienverbrauch von 0,05 kcal pro Minute und kg Körpergewicht zu erwarten ist. Ein Mann mit einem Gewicht von 70 kg würde also 3,5 kcal pro Minute beim Sex verbrennen.

Bei einer durchschnittlichen Dauer des Geschlechtsverkehrs von 6 Minuten, werden also durch Sex 21 kcal verbrannt.

Zum Vergleich würde derselbe Mann durch einen 30-minütigen Spaziergang in gemäßigtem Tempo (4 km/h) etwas mehr als 100 kcal verbrennen. Im Vergleich zum Spazierengehen ist Sex also keine sehr effektive Abnehmstrategie.

ABNEHMEN MIT MEDITATION

Auch mit Meditation wird versucht in der Weight-Loss-Industry Geld zu verdienen. Der ebenso berühmte wie kritisch gesehene Guru Deepak Chopra verkauft zum Beispiel seine eigene Abnehm-Meditation [126] und zahlreiche Trittbrettfahrer tun es ihm gleich.

Dabei geht es aber natürlich nicht darum, Kalorien mit Meditation zu verbrennen, weil Meditation weitestgehend aus körperlicher Inaktivität besteht und demzufolge nur sehr wenige

Kalorien verbraucht [127]. Es geht vielmehr darum über Meditation ein Bewusstsein für unser Ernährungsverhalten zu schaffen, welches uns dann bei unseren Ernährungsentscheidungen helfen soll.

Dies klingt zunächst noch nach spirituellem Hokuspokus, aber regelmäßiges Meditieren kann zumindest Stress reduzieren [128].

Und Begriffe wie „Frustessen" machen uns immer wieder bewusst, dass unsere Ernährung auch mentalen Einflüssen ausgesetzt ist. Es ist daher durchaus ratsam Meditation einzusetzen, um Stress zu reduzieren, falls Du für Dich weißt, dass Dein Ernährungsverhalten durch Deinen Alltagsstress negativ beeinflusst wird.

Allerdings sollten wir uns darüber im Klaren sein, dass Meditation alleine nicht zu einer Gewichtsreduktion führen kann. Es ist lediglich ein kleines Detail, welches dabei helfen kann, die richtige Ernährung und ausreichende Bewegung umzusetzen.

Meditation kann also ein Kaloriendefizit und Sport nicht ersetzen.

DER SCHULSPORT REICHT FÜR UNSERE KINDER NICHT AUS

Leider überlassen wir immer mehr die Erziehung unserer Kinder dem Schulsystem. Kann man vielleicht noch über die Effektivität oder Ineffektivität der akademischen Erziehung in der Schule streiten, so ist dies bei der physischen Erziehung sicherlich nicht mehr möglich.

In einer Studienanalyse von 2013 [129] wurde gezeigt, dass normaler Sportunterricht nicht dabei helfen kann Übergewicht zu reduzieren oder vorzubeugen. Selbst in den Fällen, in denen bereits spezifische Bewegungsprogramme in den Schulen umgesetzt wurden, konnte keine Besserung beobachtet werden.

Die Schule versagt also offensichtlich dabei unseren Kindern ein ausreichendes Bewegungsangebot zu präsentieren.

Ob dies daran liegt, dass der Sportunterricht nicht den gleichen Stellenwert genießt, wie beispielsweise Mathematik oder Englisch, und deshalb öfter vernachlässigt wird bzw. ausfällt oder ob der Sportunterricht einfach nur ineffektiv ist, muss sicher weiter untersucht werden. Tatsache ist aber, dass wir als Eltern uns nicht auf die Schule verlassen sollten, wenn wir Übergewicht durch Bewegungsmangel bei unseren Kindern vermeiden wollen.

ABSCHLUSS

Es gibt zahlreiche kleine Tipps, die beim Abnehmen helfen können und, wissenschaftlich erwiesen, Vorteile mit sich bringen. Wir konnten aber auch sehen, dass die logischen Basics den größten Effekt haben:

- Eine gesunde Lebensmittelauswahl
- Eine bedarfsgerechte (und unterkalorische) Ernährung
- Ein ausreichendes Angebot an Bewegung
- Ein vernünftiger Lebensstil

Diese Dinge machen Abnehmen aus und entscheiden zu mindestens 90% über den Gewichtsverlust, den unsere Waage anzeigen wird. Bevor es also um kaltes Duschen, Intermittierendes Fasten oder HIIT geht, sollte es zunächst darum gehen, die Basics umzusetzen. Sobald diese umgesetzt wurden, können wir mit den vielen kleinen Detailtipps schneller und effektiver abnehmen, aber ohne die Basics machen auch die Detailtipps keinen Unterschied.

Zum Abschluss möchte ich Dir viel Erfolg und Durchhaltevermögen bei Deinem Abnehmprojekt wünschen. Im letzten Abschnitt dieses Buches findest Du alle angesprochenen Studien und Quellen, die Du bei Bedarf im Speziellen online genauer unter die Lupe nehmen kannst.

Nochmals viel Erfolg,
Timm Sendes (www.above-and-beyond.de)

QUELLENVERZEICHNIS

1 Frankfurter Neue Presse „Alter Mythos: Übergewicht durch schwere Knochen?" (14.10.2015)
http://www.fnp.de/ratgeber/gesundheit/Alter-Mythos-UEbergewicht-durch-schwere-Knochen;art296,1642860

2 DailyMail „Why you can't blame your 'slow' metabolism for piling on pounds: Unique experiment proves the theory is total nonsense" (30.12.2015)
http://www.dailymail.co.uk/health/article-3376765/Why-t-blame-slow-metabolism-piling-pounds-s-excuse-use-unique-experiment-proves-s-poppycock.html

3 Current Genomics „Genetics of Obesity: What have we Learned?" von Hélène Choquet and David Meyre (Mai 2011) https://www.ncbi.nlm.nih.gov/pmc/articles/PMC3137002/

4 Harvard School of Public Health „Genes Are Not Destiny"
https://www.hsph.harvard.edu/obesity-prevention-source/obesity-causes/genes-and-obesity/

5 Mitteldeutsche Zeitung „Null-Diät für Traumrolle Diese Stars magerten gefährlich ab" (22.11.2013) http://www.mz-web.de/leben/gesundheit/-fuer-filmrolle-diese-schauspieler-nahmen-extrem-ab-abgenommen-1727634

6 Frankfurter Allgemeine „Hungerhaken aus Hollywood" (2.8.2006)
http://www.faz.net/aktuell/gesellschaft/menschen/schlankheitswahn-hungerhaken-aus-hollywood-1359497.html

7 Oddee „10 Most Shocking Cases of Anorexia" (29.11.2011)
http://www.oddee.com/item_97982.aspx

8 The Journal of Pharmacology and Experimental Therapeutics „In situ studies of catecholamine-induced lipolysis in human adipose tissue using microdialysis." von P Arner, E Kriegholm and P Engfeldt (Juli 1990) http://jpet.aspetjournals.org/content/254/1/284.long

9 American Journal of Physiology, Endocrinology and Metabolism „Are blood flow and lipolysis in subcutaneous adipose tissue influenced by contractions in adjacent muscles in humans?" von Bente Stallknecht, Flemming Dela, Jørn Wulff Helge (Februar 2007)
http://ajpendo.physiology.org/content/292/2/E394.long

10 Medical Science of Sports Exercises „Subcutaneous fat alterations resulting from an upper-body resistance training program." von Kostek MA, Pescatello LS, Seip RL, Angelopoulos TJ, Clarkson PM, Gordon PM, Moyna NM, Visich PS, Zoeller RF, Thompson PD, Hoffman EP, Price TB (Juli 2007) https://www.ncbi.nlm.nih.gov/pubmed/17596787

11 Korean Diabetes Journal „The Effects of Resistance Training on Muscle and Body Fat Mass and Muscle Strength in Type 2 Diabetic Women" von Hwi Ryun Kwon,* Kyung Ah Han,* Yun Hyi Ku, Hee Jung Ahn, Bo-Kyung Koo, Ho Chul Kim, and Kyung Wan Min (April 2010)
https://www.ncbi.nlm.nih.gov/pmc/articles/PMC2883348/

12 Journal of Theoretical Biology „A limit on the energy transfer rate from the human fat store in hypophagia." von Seymour S. Alpert (März 2005)
http://www.sciencedirect.com/science/article/pii/S0022519304004175

13 British Journal of Nutrition „Factors influencing the composition of the weight lost by obese patients on a reducing diet." von Durrant ML, Garrow JS, Royston P, Stalley SF, Sunkin S, Warwick PM (November 1980) https://www.ncbi.nlm.nih.gov/pubmed/7437413

14 American Journal of Clinical Nutrition „The underappreciated role of muscle in health and disease." von Wolfe RR (September 2006) http://ajcn.nutrition.org/content/84/3/475.long

15 American Journal of Clinical Nutrition „Age-related decrease in resting energy expenditure in sedentary white women: effects of regional differences in lean and fat mass." von Hunter GR, Weinsier RL, Gower BA, Wetzstein C. (Februar 2001) https://www.ncbi.nlm.nih.gov/pubmed/11157332

16 Obesity (Silver Spring) „Perceived weight discrimination and changes in weight, waist circumference, and weight status." von Sarah E Jackson, Rebecca J Beeken, and Jane Wardle (Dezember 2014) https://www.ncbi.nlm.nih.gov/pmc/articles/PMC4236245/

17 The New England Journal of Medicine „A Randomized Trial of a Low-Carbohydrate Diet for Obesity" von Gary D. Foster, Ph.D., Holly R. Wyatt, M.D., James O. Hill, Ph.D., Brian G. McGuckin, Ed.M., Carrie Brill, B.S., B. Selma Mohammed, M.D., Ph.D., Philippe O. Szapary, M.D., Daniel J. Rader, M.D., Joel S. Edman, D.Sc., and Samuel Klein, M.D. (Mai 2003) http://www.nejm.org/doi/full/10.1056/NEJMoa022207

18 The Journal of Pediatrics „Effects of a low-carbohydrate diet on weight loss and cardiovascular risk factor in overweight adolescents" von Stephen B. Sondike, MD, Nancy Copperman, MS, RD, Marc S. Jacobson, MD (März 2003) http://www.sciencedirect.com/science/article/pii/S0022347602402065

19 JAMA Network „Comparison of the Atkins, Zone, Ornish, and LEARN Diets for Change in Weight and Related Risk Factors Among Overweight Premenopausal WomenThe A TO Z Weight Loss Study: A Randomized Trial" von Christopher D. Gardner, PhD; Alexandre Kiazand, MD; Sofiya Alhassan, PhD; et al (2007) http://jamanetwork.com/journals/jama/fullarticle/205916

20 The Journal of Pediatrics „Efficacy and Safety of a High Protein, Low Carbohydrate Diet for Weight Loss in Severely Obese Adolescents" von Nancy F. Krebs, MD, MS, Dexiang Gao, PhD, Jane Gralla, PhD, Juliet S. Collins, MD, and Susan L. Johnson, PhD (März 2010) https://www.ncbi.nlm.nih.gov/pmc/articles/PMC2892194/

21 The New England Journal of Medicine „Weight Loss with a Low-Carbohydrate, Mediterranean, or Low-Fat Diet" von Iris Shai, R.D., Ph.D., Dan Schwarzfuchs, M.D., Yaakov Henkin, M.D., Danit R. Shahar, R.D., Ph.D., Shula Witkow, R.D., M.P.H., Ilana Greenberg, R.D., M.P.H., Rachel Golan, R.D., M.P.H., Drora Fraser, Ph.D., Arkady Bolotin, Ph.D., Hilel Vardi, M.Sc., Osnat Tangi-Rozental, B.A., Rachel Zuk-Ramot, R.N., Benjamin Sarusi, M.Sc., Dov Brickner, M.D., Ziva Schwartz, M.D., Einat Sheiner, M.D., Rachel Marko, M.Sc., Esther Katorza, M.Sc., Joachim Thiery, M.D., Georg Martin Fiedler, M.D., Matthias Blüher, M.D., Michael Stumvoll, M.D., and Meir J. Stampfer, M.D., Dr.P.H (Juli 2008) http://www.nejm.org/doi/full/10.1056/NEJMoa0708681

22 Journal of General Internal Medicine „To shed weight, go vegan - Review of vegetarian diet studies highlights benefit of vegan-eating plans" (Juni 2015) http://www.springer.com/us/about-springer/media/springer-select/-to-shed-weight--go-vegan/679206

23 Official Journal of the American Academy of Pediatrics „High Glycemic Index Foods, Overeating, and Obesity" von David S. Ludwig, Joseph A. Majzoub, Ahmad Al-Zahrani, Gerard E. Dallal, Isaac Blanco, Susan B. Roberts (März 1999)
https://pediatrics.aappublications.org/content/103/3/e26.short

24 The American Journal of Clinical Nutrition „A high-protein diet induces sustained reductions in appetite, ad libitum caloric intake, and body weight despite compensatory changes in diurnal plasma leptin and ghrelin concentrations" von David S Weigle, Patricia A Breen, Colleen C Matthys, Holly S Callahan, Kaatje E Meeuws, Verna R Burden, and Jonathan Q Purnell (Juli 2005)
http://ajcn.nutrition.org/content/82/1/41.abstract

25 International Journal of Related Metabolical Disorder „Pathways to obesity." von Jéquier E (September 2002) https://www.ncbi.nlm.nih.gov/pubmed/12174324

26 Current Opinion in Clinical Nutrition and Metabolic Care „Variability in energy expenditure and its components." von Donahoo WT, Levine JA, Melanson EL. (November 2004)
https://www.ncbi.nlm.nih.gov/pubmed/15534426

27 Metabolism: Clinical and Experimental „Individual responsiveness to exercise-induced fat loss is associated with change in resting substrate utilization." von Barwell ND, Malkova D, Leggate M, Gill JM. (September 2009) https://www.ncbi.nlm.nih.gov/pubmed/19501861

28 Frontiers in Psychology „Dieting and restrained eating as prospective predictors of weight gain" von Michael R. Lowe, Sapna D. Doshi, Shawn N. Katterman, and Emily H. Feig (September 2013) https://www.ncbi.nlm.nih.gov/pmc/articles/PMC3759019/

29 Deutsche Gesellschaft für Ernährung „Kohlenhydrate, Ballaststoffe"
https://www.dge.de/wissenschaft/referenzwerte/kohlenhydrate-ballaststoffe/

30 Journal of the American College of Nutrition „The effect of fiber on satiety and food intake: a systematic review." von Clark MJ, Slavin JL. (2013)
https://www.ncbi.nlm.nih.gov/pubmed/23885994

31 Obesity (Silver Spring) „Water consumption increases weight loss during a hypocaloric diet intervention in middle-aged and older adults." von Dennis EA, Dengo AL, Comber DL, Flack KD, Savla J, Davy KP, Davy BM (Februar 2010) https://www.ncbi.nlm.nih.gov/pubmed/19661958

32 The Journal of Clinical and Endocrinology & Metabolism „Water Drinking Induces Thermogenesis through Osmosensitive Mechanisms" von Michael Boschmann, Jochen Steiniger, Gabriele Franke, Andreas L. Birkenfeld, Friedrich C. Luft, and Jens Jordan (Januar 2009)
http://press.endocrine.org/doi/full/10.1210/jc.2006-1438

33 Dr. Mirkin „COLD FOOD WON'T HELP YOU LOSE WEIGHT" (März 2013)
http://www.drmirkin.com/nutrition/9857.html

34 Livestrong „Does Drinking Cold Water Help You Lose Weight?" von Nina K. (September 2015)
http://www.livestrong.com/article/391405-will-drinking-cold-water-make-me-lose-weight/

35 Lancet (London, England) „Relation between consumption of sugar-sweetened drinks and childhood obesity: a prospective, observational analysis." von Ludwig DS, Peterson KE, Gortmaker SL (Februar 2001) https://www.ncbi.nlm.nih.gov/pubmed/11229668

36 Journal of the Academy of Nutrition and Dietetics „Effects of Food Form and Timing of Ingestion on Appetite and Energy Intake in Lean Young Adults and in Young Adults with Obesity" von Richard D. Mattes, PhD, MPH, RD, Wayne W. Campbell, PhD (März 2009) http://www.andjrnl.org/article/S0002-8223(08)02194-9/abstract

37 SelfNutritionData „Coffee, brewed from grounds, prepared with tap water" http://nutritiondata.self.com/facts/beverages/3898/2

38 The American Society for Nutritional Sciences „Intakes of Antioxidants in Coffee, Wine, and Vegetables Are Correlated with Plasma Carotenoids in Humans" von Arne Svilaas, Amrit Kaur Sakhi, Lene Frost Andersen, Tone Svilaas, Ellen C. Ström, David R. Jacobs Jr., Leiv Ose, and Rune Blomhoff (März 2004) http://jn.nutrition.org/content/134/3/562.short

39 Annals of Nutrition & Metabolism „Comparison of changes in energy expenditure and body temperatures after caffeine consumption." von Koot P, Deurenberg P (1995) https://www.ncbi.nlm.nih.gov/pubmed/7486839

40 Scandinavian Journal of Medicine & Science in Sports „Effects of caffeine ingestion on rating of perceived exertion during and after exercise: a meta-analysis" von M. Doherty, P. M. Smith (Februar 2005) http://onlinelibrary.wiley.com/doi/10.1111/j.1600-0838.2005.00445.x/abstract

41 The Journal of Pharmacology and Experimental Therapeutics „Caffeine Withdrawal: A Parametric Analysis of Caffeine Dosing Conditions" von Suzette M. Evans and Roland R. Griffiths (April 1999) http://jpet.aspetjournals.org/content/289/1/285.full

42 International Journal of Obesity „The effects of green tea on weight loss and weight maintenance: a meta-analysis." von Hursel R, Viechtbauer W, Westerterp-Plantenga MS (September 2009) https://www.ncbi.nlm.nih.gov/pubmed/19597519

43 International Journal of Obesity „Green tea and thermogenesis: interactions between catechin-polyphenols, caffeine and sympathetic activity" von A G Dulloo, J Seydoux, L Girardier, P Chantre and J Vandermander (Februar 2000) http://www.nature.com/ijo/journal/v24/n2/full/0801101a.html

44 European Journal of Clinical Nutrition „Twenty-four-hour energy expenditure and urinary catecholamines of humans consuming low-to-moderate amounts of medium-chain triglycerides: a dose-response study in a human respiratory chamber." von Dulloo AG, Fathi M, Mensi N, Girardier L (März 1996) https://www.ncbi.nlm.nih.gov/pubmed/8654328

45 Jama Network „Sugar-Sweetened Beverages, Weight Gain, and Incidence of Type 2 Diabetes in Young and Middle-Aged Women" von Matthias B. Schulze, DrPH; JoAnn E. Manson, MD; David S. Ludwig, MD; et al (August 2004) http://jamanetwork.com/journals/jama/fullarticle/199317

46 The American Journal of Clinical Nutrition „Consumption of high-fructose corn syrup in beverages may play a role in the epidemic of obesity" von George A Bray, Samara Joy Nielsen, and Barry M Popkin (April 2004) http://ajcn.nutrition.org/content/79/4/537.short

47 Clinical Nutrition (Edinburgh, Scotland) „Effects of capsaicin, green tea and CH-19 sweet pepper on appetite and energy intake in humans in negative and positive energy balance." von

Reinbach HC, Smeets A, Martinussen T, Møller P, Westerterp-Plantenga MS (Juni 2009)
https://www.ncbi.nlm.nih.gov/pubmed/19345452

48 Physiology & Behavior „The effects of hedonically acceptable red pepper doses on thermogenesis and appetite." von Ludy MJ, Mattes RD (März 2011)
https://www.ncbi.nlm.nih.gov/pubmed/21093467

49 Obesity Reviews „Relationship of fruit and vegetable intake with adiposity: a systematic review." von Ledoux TA, Hingle MD, Baranowski T (Mai 2011)
https://www.ncbi.nlm.nih.gov/pubmed/20633234

50 The Faseb Journal „The Visual Illusions of Food: Why Plates, Bowls, and Spoons Can Bias Consumption Volume" von Brian Wansink and Koert van Ittersum (März 2006)
http://www.fasebj.org/cgi/content/meeting_abstract/20/4/A618-c

51 Journal of Nutrition Education and Behavior „Bad popcorn in big buckets: portion size can influence intake as much as taste." von Wansink B, Kim J (September-Oktober 2005)
https://www.ncbi.nlm.nih.gov/pubmed/16053812

52 BMJ (Clinical Research) „The joint impact on being overweight of self reported behaviours of eating quickly and eating until full: cross sectional survey." von Maruyama K, Sato S, Ohira T, Maeda K, Noda H, Kubota Y, Nishimura S, Kitamura A, Kiyama M, Okada T, Imano H, Nakamura M, Ishikawa Y, Kurokawa M, Sasaki S, Iso H (Oktober 2008)
https://www.ncbi.nlm.nih.gov/pubmed/18940848

53 International Journal of Obesity „Association between eating rate and obesity: a systematic review and meta-analysis." von Ohkuma T, Hirakawa Y, Nakamura U, Kiyohara Y, Kitazono T, Ninomiya T (November 2015) https://www.ncbi.nlm.nih.gov/pubmed/26100137

54 Journal of the American Dietetic Association „Faster self-reported speed of eating is related to higher body mass index in a nationwide survey of middle-aged women." von Leong SL, Madden C, Gray A, Waters D, Horwath C (August 2011)
https://www.ncbi.nlm.nih.gov/pubmed/21802566

55 Journal of the American Dietetic Association „Eating slowly led to decreases in energy intake within meals in healthy women." von Andrade AM, Greene GW, Melanson KJ (Juli 2008)
https://www.ncbi.nlm.nih.gov/pubmed/18589027

56 The Journal of Clinical Endocrinology and Metabolism „Eating slowly increases the postprandial response of the anorexigenic gut hormones, peptide YY and glucagon-like peptide-1." von Kokkinos A, le Roux CW, Alexiadou K, Tentolouris N, Vincent RP, Kyriaki D, Perrea D, Ghatei MA, Bloom SR, Katsilambros N (Januar 2010)
https://www.ncbi.nlm.nih.gov/pubmed/19875483

57 Diabetes „Metabolic consequences of very-low-calorie diet therapy in obese non-insulin-dependent diabetic and nondiabetic subjects." von Henry RR, Wiest-Kent TA, Scheaffer L, Kolterman OG, Olefsky JM (Februar 1986) https://www.ncbi.nlm.nih.gov/pubmed/3510922

58 The British Journal of Nutrition „Factors influencing the composition of the weight lost by obese patients on a reducing diet." von Durrant ML, Garrow JS, Royston P, Stalley SF, Sunkin S, Warwick PM (November 1980) https://www.ncbi.nlm.nih.gov/pubmed/7437413

59 The American Journal of Clinical Nutrition „Age-related decrease in resting energy expenditure in sedentary white women: effects of regional differences in lean and fat mass." von Hunter GR, Weinsier RL, Gower BA, Wetzstein C (Februar 2001)
https://www.ncbi.nlm.nih.gov/pubmed/11157332

60 The American Journal of Clinical Nutrition „The underappreciated role of muscle in health and disease." von Wolfe RR (September 2006)
https://www.ncbi.nlm.nih.gov/pubmed/16960159

61 Journal of Strength and Conditioning Research „Body composition and power performance improved after weight reduction in male athletes without hampering hormonal balance." von Huovinen HT, Hulmi JJ, Isolehto J, Kyröläinen H, Puurtinen R, Karila T, Mackala K, Mero AA (Januar 2015) https://www.ncbi.nlm.nih.gov/pubmed/25028999

62 Psychosomatic Medicine „Low calorie dieting increases cortisol." von Tomiyama AJ, Mann T, Vinas D, Hunger JM, Dejager J, Taylor SE (Mai 2010)
https://www.ncbi.nlm.nih.gov/pubmed/20368473

63 Aging Cell „Long-term effects of calorie restriction on serum sex-hormone concentrations in men." von Cangemi R, Friedmann AJ, Holloszy JO, Fontana L (April 2010)
https://www.ncbi.nlm.nih.gov/pubmed/20096034

64 PLoS One „Metabolic and behavioral compensations in response to caloric restriction: implications for the maintenance of weight loss." von Redman LM, Heilbronn LK, Martin CK, de Jonge L, Williamson DA, Delany JP, Ravussin E; Pennington CALERIE Team (Februar 2009)
https://www.ncbi.nlm.nih.gov/pubmed/19198647

65 Obesity (Silver Spring) „Effect of calorie restriction on resting metabolic rate and spontaneous physical activity." von Martin CK, Heilbronn LK, de Jonge L, DeLany JP, Volaufova J, Anton SD, Redman LM, Smith SR, Ravussin E (Dezember 2007)
https://www.ncbi.nlm.nih.gov/pubmed/18198305

66 Obesity (Silver Spring) „Weekly changes in basal metabolic rate with eight weeks of overfeeding." von Harris AM, Jensen MD, Levine JA (April 2006)
https://www.ncbi.nlm.nih.gov/pubmed/16741271

67 The Journal of Laboratory and Clinical Medicine „Intermittent fasting vs daily calorie restriction for type 2 diabetes prevention: a review of human findings" von Adrienne R. Barnosky, Kristin K. Hoddy, Terry G. Unterman, Krista A. Varady (Oktober 2014)
http://www.translationalres.com/article/S1931-5244(14)00200-X/abstract

68 Obesity (Silver Spring) „The influence of higher protein intake and greater eating frequency on appetite control in overweight and obese men." von Leidy HJ, Armstrong CL, Tang M, Mattes RD, Campbell WW (September 2010) https://www.ncbi.nlm.nih.gov/pubmed/20339363

69 American Journal of Clinical Nutrition „A controlled trial of reduced meal frequency without caloric restriction in healthy, normal-weight, middle-aged adults." von Stote KS, Baer DJ, Spears K, Paul DR, Harris GK, Rumpler WV, Strycula P, Najjar SS, Ferrucci L, Ingram DK, Longo DL, Mattson MP (April 2007) https://www.ncbi.nlm.nih.gov/pubmed/17413096

70 American Journal of Clinical Nutrition „Alternate-day fasting in nonobese subjects: effects on body weight, body composition, and energy metabolism." von Heilbronn LK, Smith SR, Martin CK, Anton SD, Ravussin E (Januar 2005) https://www.ncbi.nlm.nih.gov/pubmed/15640462

71 The British Journal of Nutrition „Increased meal frequency does not promote greater weight loss in subjects who were prescribed an 8-week equi-energetic energy-restricted diet." von Cameron JD, Cyr MJ, Doucet E (April 2010) https://www.ncbi.nlm.nih.gov/pubmed/19943985?ordinalpos=&itool=EntrezSystem2.PEntrez. Pubmed.Pubmed_ResultsPanel.SmartSearch&log$=citationsensor

72 The British Journal of Nutrition „Increased meal frequency does not promote greater weight loss in subjects who were prescribed an 8-week equi-energetic energy-restricted diet." von Cameron JD, Cyr MJ, Doucet E (April 2010) https://www.ncbi.nlm.nih.gov/pubmed/19943985?ordinalpos=&itool=EntrezSystem2.PEntrez. Pubmed.Pubmed_ResultsPanel.SmartSearch&log$=citationsensor

73 Obesity Reviews „Intermittent versus daily calorie restriction: which diet regimen is more effective for weight loss?" von Varady KA (Juli 2012) https://www.ncbi.nlm.nih.gov/pubmed/21410865?dopt=Abstract

74 Journal of the American College of Nutrition „Effects of whey protein and resistance exercise on body composition: a meta-analysis of randomized controlled trials." von Miller PE, Alexander DD, Perez V (2014) https://www.ncbi.nlm.nih.gov/pubmed/24724774

75 Obesity Reviews „Body weight loss and weight maintenance in relation to habitual caffeine intake and green tea supplementation." von Westerterp-Plantenga MS, Lejeune MP, Kovacs EM (Juli 2005) https://www.ncbi.nlm.nih.gov/pubmed/16076989

76 International Journal of Obesity and Related Metabolic Disorders „Relationship between basal metabolic rate, thermogenic response to caffeine, and body weight loss following combined low calorie and exercise treatment in obese women." von Yoshida T, Sakane N, Umekawa T, Kondo M (Mai 1994) https://www.ncbi.nlm.nih.gov/pubmed/8061728

77 Diabetes, Metabolic Syndrome and Obesity „Randomized, double-blind, placebo-controlled, linear dose, crossover study to evaluate the efficacy and safety of a green coffee bean extract in overweight subjects." von Vinson JA, Burnham BR, Nagendran MV (Januar 2012) https://www.ncbi.nlm.nih.gov/pubmed/22291473

78 Physiology & Behavior „Effectiveness of green tea on weight reduction in obese Thais: A randomized, controlled trial." von Auvichayapat P, Prapochanung M, Tunkamnerdthai O, Sripanidkulchai BO, Auvichayapat N, Thinkhamrop B, Kunhasura S, Wongpratoom S, Sinawat S, Hongprapas P (Februar 2008) https://www.ncbi.nlm.nih.gov/pubmed/18006026

79 Journal of Obesity „The Use of Garcinia Extract (Hydroxycitric Acid) as a Weight loss Supplement: A Systematic Review and Meta-Analysis of Randomised Clinical Trials" von Igho Onakpoya, Shao Kang Hung, Rachel Perry, Barbara Wider, and Edzard Ernst (2011) https://www.hindawi.com/journals/jobe/2011/509038/

80 Jama Network „Garcinia cambogia (Hydroxycitric Acid) as a Potential Antiobesity AgentA Randomized Controlled Trial" von Steven B. Heymsfield, MD; David B. Allison, PhD; Joseph R.

Vasselli, PhD; et al (November 1998)
http://jamanetwork.com/journals/jama/fullarticle/188147

81 Life Sciences „Anti-obese action of raspberry ketone." von Morimoto C, Satoh Y, Hara M, Inoue S, Tsujita T, Okuda H (Mai 2005) https://www.ncbi.nlm.nih.gov/pubmed/15862604

82 European Journal of Nutrition „The efficacy of long-term conjugated linoleic acid (CLA) supplementation on body composition in overweight and obese individuals: a systematic review and meta-analysis of randomized clinical trials." von Onakpoya IJ, Posadzki PP, Watson LK, Davies LA, Ernst E (März 2012) https://www.ncbi.nlm.nih.gov/pubmed/21990002

83 The American Journal of Clinical Nutrition „Efficacy of conjugated linoleic acid for reducing fat mass: a meta-analysis in humans" von Leah D Whigham, Abigail C Watras, and Dale A Schoeller (Mai 2007) http://ajcn.nutrition.org/content/85/5/1203.long

84 Journal of International Sports Nutrition „Effects of Coleus Forskohlii Supplementation on Body Composition and Hematological Profiles in Mildly Overweight Women" von Shonteh Henderson, Bahrat Magu, Chris Rasmussen, Stacey Lancaster, Chad Kerksick, Penny Smith, Charlie Melton, Patty Cowan, Mike Greenwood, Conrad Earnest, Anthony Almada, Pervis Milnor, Terri Magrans, Rodney Bowden, Song Ounpraseuth, Ashli Thomas, and Richard B Kreider (Dezember 2005) https://www.ncbi.nlm.nih.gov/pmc/articles/PMC2129145/

85 Obesity Society „Body Composition and Hormonal Adaptations Associated with Forskolin Consumption in Overweight and Obese Men" von Michael P. Godard, Brad A. Johnson, Scott R. Richmond (August 2005) http://onlinelibrary.wiley.com/doi/10.1038/oby.2005.162/full

86 World Journal Gastroenterology „Hepatoxicity associated with weight-loss supplements: A case for better post-marketing surveillance" von Ano Lobb (April 2009) https://www.ncbi.nlm.nih.gov/pmc/articles/PMC2668789/

87 BMJ Case Report „Ulcerative colitis associated with the herbal weight loss supplement Hydroxycut." von Sivarajah V, Abdul Q, Pardoe H, Lunniss P (Januar 2013) https://www.ncbi.nlm.nih.gov/pubmed/23291814

88 World Journal of Gatrointestinal Endosccopy „What's new about inflammatory bowel diseases in Ischemic colitis induced by the newly reformulated multicomponent weight-loss supplement Hydroxycut(®)." von Sherid M, Samo S, Sulaiman S, Gaziano JH (April 2013) https://www.ncbi.nlm.nih.gov/pubmed/23596542

89 Journal of Applied Physiology „Effects of aerobic and/or resistance training on body mass and fat mass in overweight or obese adults" von Leslie H. Willis, Cris A. Slentz, Lori A. Bateman, A. Tamlyn Shields, Lucy W. Piner, Connie W. Bales, Joseph A. Houmard, William E. Kraus (Dezember 2012) http://jap.physiology.org/content/113/12/1831

90 Journal of Applied Physiology „When energy balance is maintained, exercise does not induce negative fat balance in lean sedentary, obese sedentary, or lean endurance-trained individuals" von Edward L. Melanson, Wendolyn S. Gozansky, Daniel W. Barry, Paul S. MacLean, Gary K. Grunwald, James O. Hill (Dezember 2009) http://jap.physiology.org/content/107/6/1847.abstract

91 American Journal of Physiology „Regular exercise attenuates the metabolic drive to regain weight after long-term weight loss." von MacLean PS, Higgins JA, Wyatt HR, Melanson EL, Johnson GC, Jackman MR, Giles ED, Brown IE, Hill JO (September 2009)
https://www.ncbi.nlm.nih.gov/pubmed/19587114

92 UNSW News „How to burn more fat, with less effort" (Januar 2007)
http://newsroom.unsw.edu.au/news/how-burn-more-fat-less-effort

93 European Journal of Applied Physiology and Occupational Physiology „The effects of intensity of exercise on excess postexercise oxygen consumption and energy expenditure in moderately trained men and women." von Smith J, Mc Naughton L (1993)
https://www.ncbi.nlm.nih.gov/pubmed/8299613

94 Journal of Applied Physiology „Resistance training increases total energy expenditure and free-living physical activity in older adults." von Hunter GR, Wetzstein CJ, Fields DA, Brown A, Bamman MM (September 2000) https://www.ncbi.nlm.nih.gov/pubmed/10956341

95 American Journal of Clinical Nutrition „The underappreciated role of muscle in health and disease." von Wolfe RR (September 2006) https://www.ncbi.nlm.nih.gov/pubmed/16960159

96 Journal of the American College of Nutrition „Effects of resistance vs. aerobic training combined with an 800 calorie liquid diet on lean body mass and resting metabolic rate." von Bryner RW, Ullrich IH, Sauers J, Donley D, Hornsby G, Kolar M, Yeater R (April 1999)
https://www.ncbi.nlm.nih.gov/pubmed/10204826

97 Diabetes Care „Intensity of resistance exercise determines adipokine and resting energy expenditure responses in overweight elderly individuals." von Fatouros IG, Chatzinikolaou A, Tournis S, Nikolaidis MG, Jamurtas AZ, Douroudos II, Papassotiriou I, Thomakos PM, Taxildaris K, Mastorakos G, Mitrakou A (Dezember 2009)
https://www.ncbi.nlm.nih.gov/pubmed/19729520

98 Journal of Strength and Conditioning Research „The effect of between-set rest intervals on the oxygen uptake during and after resistance exercise sessions performed with large- and small-muscle mass." von Farinatti PT, Castinheiras Neto AG (November 2011)
https://www.ncbi.nlm.nih.gov/pubmed/21993043

99 Research in Sports Medicine „Outcome effects of single-set versus multiple-set training--an advanced replication study." von Fröhlich M, Emrich E, Schmidtbleicher D (Juli 2010)
https://www.ncbi.nlm.nih.gov/pubmed/20623433

100 Journal of Strength and Conditioning Research „Single vs. multiple sets of resistance exercise for muscle hypertrophy: a meta-analysis." von Krieger JW (April 2010)
https://www.ncbi.nlm.nih.gov/pubmed/20300012

101 Journal of Obesity „The Effect of High-Intensity Intermittent Exercise on Body Composition of Overweight Young Males" von M. Heydari, J. Freund, and S. H. Boutcher (2012)
https://www.hindawi.com/journals/jobe/2012/480467/

102 Metabolism „Effect of intensity of exercise on excess postexercise O2 consumption." von Bahr R, Sejersted OM (August 1991) https://www.ncbi.nlm.nih.gov/pubmed/1861633

103 Medicine and Science in Sports and Exercise „Run sprint interval training improves aerobic performance but not maximal cardiac output." von Macpherson RE, Hazell TJ, Olver TD, Paterson DH, Lemon PW (Januar 2011) https://www.ncbi.nlm.nih.gov/pubmed/20473222

104 The Guardian „The Tabata workout programme: harder, faster, fitter, quicker?" von Sean Ingle (März 2013) https://www.theguardian.com/lifeandstyle/2013/mar/25/tabata-harder-faster-fitter-quicker

105 Medicine and Science in Sports and Exercise „A 45-minute vigorous exercise bout increases metabolic rate for 14 hours." von Knab AM, Shanely RA, Corbin KD, Jin F, Sha W, Nieman DC (September 2011) https://www.ncbi.nlm.nih.gov/pubmed/21311363

106 Medicine and Science in Sports and Exercise „Greater weight loss from running than walking during a 6.2-yr prospective follow-up." von Williams PT (April 2013) https://www.ncbi.nlm.nih.gov/pubmed/23190592

107 Medicine and Science in Sports and Exercise „Appropriate Physical Activity Intervention Strategies for Weight Loss and Prevention of Weight Regain for Adults" von Donnelly, Joseph E. Ed.D (Chair); Blair, Steven N. PED; Jakicic, John M. Ph.D.; Manore, Melinda M. Ph.D., R.D.; Rankin, Janet W. Ph.D.; Smith, Bryan K. Ph.D. (Februar 2009) http://journals.lww.com/acsm-msse/Fulltext/2009/02000/Appropriate_Physical_Activity_Intervention.26.aspx

108 The Journal of Medicine and Physical Fitness „Does running with or without diet changes reduce fat mass in novice runners? A 1-year prospective study." von Nielsen RO, Videbaek S, Hansen M, Parner ET, Rasmussen S, Langberg H (Januar-Februar 2016) https://www.ncbi.nlm.nih.gov/pubmed/25766050

109 Obesity (Silver Spring) „Physical activity patterns in the National Weight Control Registry." von Catenacci VA, Ogden LG, Stuht J, Phelan S, Wing RR, Hill JO, Wyatt HR (Januar 2008) https://www.ncbi.nlm.nih.gov/pubmed/18223628

110 Sleep „Meta-Analysis of Short Sleep Duration and Obesity in Children and Adults" von Francesco P. Cappuccio, MD, FRCP, Frances M. Taggart, PhD, Ngianga-Bakwin Kandala, PhD, Andrew Currie, MB ChB, Ed Peile, FRCP, Saverio Stranges, MD, PhD, and Michelle A. Miller, PhD (Mai 2008) https://www.ncbi.nlm.nih.gov/pmc/articles/PMC2398753/

111 Annals of Internal Medicine „Insufficient sleep undermines dietary efforts to reduce adiposity." von Nedeltcheva AV, Kilkus JM, Imperial J, Schoeller DA, Penev PD (Oktober 2010) https://www.ncbi.nlm.nih.gov/pubmed/20921542

112 National Sleep Foundation „How Much Sleep Do We Really Need?" https://sleepfoundation.org/how-sleep-works/how-much-sleep-do-we-really-need

113 Journal of Psychopharmacology „Late-afternoon ethanol intake affects nocturnal sleep and the sleep EEG in middle-aged men." von Landolt HP, Roth C, Dijk DJ, Borbély AA (Dezember 1996) https://www.ncbi.nlm.nih.gov/pubmed/8959467

114 PNAS „Evening use of light-emitting eReaders negatively affects sleep, circadian timing, and next-morning alertness" von Anne-Marie Changa, Daniel Aeschbach, Jeanne F. Duffy, and Charles A. Czeislera (Januar 2015) http://www.pnas.org/content/112/4/1232.abstract

115 BioPsychoSocial Medicine „A before and after comparison of the effects of forest walking on the sleep of a community-based sample of people with sleep complaints." von Morita E, Imai M, Okawa M, Miyaura T, Miyazaki S (Oktober 2011)
https://www.ncbi.nlm.nih.gov/pubmed/21999605

116 Journal of Clinical Sleep Medicine „Exercise to improve sleep in insomnia: exploration of the bidirectional effects." von Baron KG, Reid KJ, Zee PC (August 2013)
https://www.ncbi.nlm.nih.gov/pubmed/23946713

117 National Sleep Foundation „Lights Out for a Good Night's Sleep"
https://sleepfoundation.org/sleep-news/lights-out-good-nights-sleep

118 Sleep „The Ideal Temperature for Sleep" https://sleep.org/articles/temperature-for-sleep/

119 The British Journal of Nutrition „Night-time consumption of protein or carbohydrate results in increased morning resting energy expenditure in active college-aged men." von Madzima TA, Panton LB, Fretti SK, Kinsey AW, Ormsbee MJ (Januar 2014)
https://www.ncbi.nlm.nih.gov/pubmed/23768612

120 Clinical Endocrinology „Brown fat and obesity: the next big thing?" von Stephens M, Ludgate M, Rees DA (Juni 2011) https://www.ncbi.nlm.nih.gov/pubmed/21521287

121 The New England Journal of Medicine „Cold-activated brown adipose tissue in healthy men." von van Marken Lichtenbelt WD, Vanhommerig JW, Smulders NM, Drossaerts JM, Kemerink GJ, Bouvy ND, Schrauwen P, Teule GJ (April 2009)
https://www.ncbi.nlm.nih.gov/pubmed/19357405

122 PLoS One „Human skeletal muscle mitochondrial uncoupling is associated with cold induced adaptive thermogenesis." von Wijers SL, Schrauwen P, Saris WH, van Marken Lichtenbelt WD (März 2008) https://www.ncbi.nlm.nih.gov/pubmed/18335051

123 The Journal of Clinical Investigation „Recruited brown adipose tissue as an antiobesity agent in humans." von Yoneshiro T, Aita S, Matsushita M, Kayahara T, Kameya T, Kawai Y, Iwanaga T, Saito M (August 2013) https://www.ncbi.nlm.nih.gov/pubmed/23867622

124 Medicine and Science in Sports and Exercise „Postexercise water immersion increases short-term food intake in trained men." von Halse RE, Wallman KE, Guelfi KJ (April 2011)
https://www.ncbi.nlm.nih.gov/pubmed/20798665

125 The New England Journal of Medicine „Myths, Presumptions, and Facts about Obesity" von Krista Casazza, Ph.D., R.D., Kevin R. Fontaine, Ph.D., Arne Astrup, M.D., Ph.D., Leann L. Birch, Ph.D., Andrew W. Brown, Ph.D., Michelle M. Bohan Brown, Ph.D., Nefertiti Durant, M.D., M.P.H., Gareth Dutton, Ph.D., E. Michael Foster, Ph.D., Steven B. Heymsfield, M.D., Kerry McIver, M.S., Tapan Mehta, M.S., Nir Menachemi, Ph.D., P.K. Newby, Sc.D., M.P.H., Russell Pate, Ph.D., Barbara J. Rolls, Ph.D., Bisakha Sen, Ph.D., Daniel L. Smith, Jr., Ph.D., Diana M. Thomas, Ph.D., and David B. Allison, Ph.D. (Februar 2013)
http://www.nejm.org/doi/full/10.1056/NEJMsa1208051?query=featured_home#t=articleResults

126 Livestrong „The Chopra Meditation Technique for Losing Weight" von Teresa Bergen (Juli 2015) http://www.livestrong.com/article/556271-the-chopra-meditation-technique-for-losing-weight/

127 CalorieLab „Detailed results for calories burned by Meditating" http://calorielab.com/burned/?mo=ac&ac=07075&ti=Meditating&q=&wt=150&un=lb&kg=68

128 Harvard Health Publications „Mindfulness meditation may ease anxiety, mental stress" von Julie Corliss (Januar 2015) http://www.health.harvard.edu/blog/mindfulness-meditation-may-ease-anxiety-mental-stress-201401086967

129 The New England Journal of Medicine „Myths, Presumptions, and Facts about Obesity" von Krista Casazza, Ph.D., R.D., Kevin R. Fontaine, Ph.D., Arne Astrup, M.D., Ph.D., Leann L. Birch, Ph.D., Andrew W. Brown, Ph.D., Michelle M. Bohan Brown, Ph.D., Nefertiti Durant, M.D., M.P.H., Gareth Dutton, Ph.D., E. Michael Foster, Ph.D., Steven B. Heymsfield, M.D., Kerry McIver, M.S., Tapan Mehta, M.S., Nir Menachemi, Ph.D., P.K. Newby, Sc.D., M.P.H., Russell Pate, Ph.D., Barbara J. Rolls, Ph.D., Bisakha Sen, Ph.D., Daniel L. Smith, Jr., Ph.D., Diana M. Thomas, Ph.D., and David B. Allison, Ph.D (Januar 2013) http://www.nejm.org/doi/full/10.1056/NEJMsa1208051?query=featured_home#t=articleResults

www.ingramcontent.com/pod-product-compliance
Lightning Source LLC
Chambersburg PA
CBHW071329310526
45789CB00017B/2141